Reich · Götz-Kühne · Killius

Essstörungen: Magersucht · Bulimie · Binge Eating

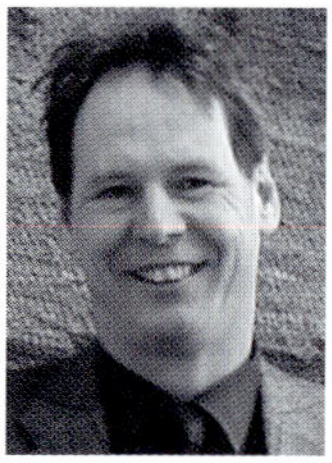

Günter Reich (*1952), Priv.-Doz., Dr. phil., Diplompsychologe, Psychoanalytiker (DPG, DGPT), ist Leiter der Ambulanz für Familientherapie und für Essstörungen der Klinik und Poliklinik für Psychosomatik und Psychotherapie der Universität Göttingen. Er ist Lehranalytiker am Lou Andreas-Salomé-Institut für Psychoanalyse und Psychotherapie Göttingen und Ausbilder in psychoanalytischer Familien- und Paartherapie. Er ist Autor zahlreicher Veröffentlichungen zur Psychotherapie, Paar- und Familientherapie und zu Essstörungen sowie Herausgeber der Zeitschrift „Kontext. Zeitschrift für Systemische Therapie und Familientherapie".

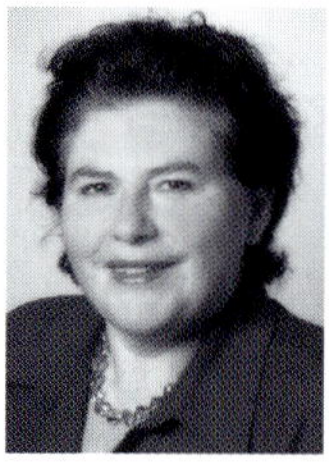

Cornelia Götz-Kühne (*1952) ist Dipl. Pädagogin und Dipl. Supervisorin und tiefenpsychologisch fundierte Kinder- und Jugendlichen-Psychotherapeutin mit Fortbildungen in Systemischer Familientherapie, Integrativer Körpertherapie sowie Traumatherapie (EMDR). Sie arbeitet im Rahmen der Kasseler Beratungsstelle für Essstörungen, Kabera e.V., die sie mitbegründet hat, und ist langjährige Vorstandsvorsitzende des Bundesfachverbandes Essstörungen, BFE e.V.

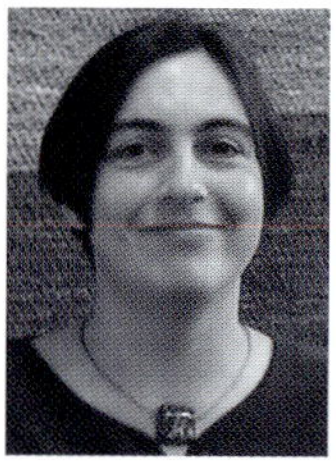

Uta Killius (*1974) ist Diplom-Psychologin und systemische Familientherapeutin. Sie arbeitet an der Ambulanz für Familientherapie und für Essstörungen und im stationären bereich der Klinik und Poliklinik für Psychosomatik und Psychotherapie der Universität Göttingen sowie im Projekt „Qualitätssicherung bei der ambulanten Beratung und Therapie bei Essstörungen". Zurzeit ist sie in Ausbildung zur psychologischen Psychotherapeutin am Lou Andreas-Salomé-Institut für Psychoanalyse und Psychotherapie in Göttingen.

PD Dr. phil. Dipl.-Psych. G. Reich
Dipl.-Päd. C. Götz-Kühne
Dipl.-Psych. U. Killius

TRIAS **THERAPIE** KOMPASS

Essstörungen

Magersucht · Bulimie · Binge Eating

- Wie Sie die Essstörung erkennen und verstehen
- Aussteigen: Welche Therapien Ihnen helfen
- Wege zurück ins normale Leben

TRIAS

Die Deutsche Bibliothek
CIP-Einheitsaufnahme
Ein Titeldatensatz für diese Publikation ist bei der Deutschen Bibliothek erhältlich.

Umschlaggestaltung und Layout:
Cyclus · Visuelle Kommunikation
Stuttgart

Programmplanung: Sibylle Duelli
Außenlektorat: Anne Bleick

Bildnachweis:
Umschlag: ZEFA
Alle anderen Abblidungen: Archiv der Thieme Verlagsgruppe

Gedruckt auf chlorfrei gebleichtem Papier

Oswald-Hesse-Str. 50
70469 Stuttgart
Printed in Germany

Satz: Cyclus · Media Produktion
Druck: Westermann Druck, Zwickau

ISBN 3-8304-3118-X

Wichtiger Hinweis:
Wie jede Wissenschaft ist die Medizin ständigen Entwicklungen unterworfen, Forschung und klinische Erfahrung erweitern unsere Erkenntnisse, insbesondere was Behandlung und medikamentöse Therapie anbelangt. Soweit in diesem Werk eine Dosierung oder eine Applikation erwähnt wird, darf der Leser zwar darauf vertrauen, dass Autoren, Herausgeber und Verlag große Sorgfalt darauf verwandt haben, dass diese Angabe dem **Wissensstand bei Fertigstellung des Werkes** entspricht.
Für Angaben, Dosierungsanweisungen und Applikationsformen kann vom Verlag jedoch keine Gewähr übernommen werden. **Jeder Benutzer ist angehalten,** durch sorgfältige Prüfung der Beipackzettel der verwendeten Präparate und unter Umständen nach Konsultation eines Spezialisten festzustellen, ob die dort gegebene Empfehlung für Dosierungen oder die Beachtung von Kontraindikationen gegenüber der Angabe in diesem Buch abweicht. Eine solche Prüfung ist besonders wichtig bei selten verwendeten Präparaten oder solchen, die neu auf den Markt gebracht worden sind. **Jede Dosierung oder Anwendung erfolgt auf eigene Gefahr des Benutzers.** Autoren und Verlag appellieren an jeden Benutzer, ihm etwa auffallende Ungenauigkeiten dem Verlag mitzuteilen.

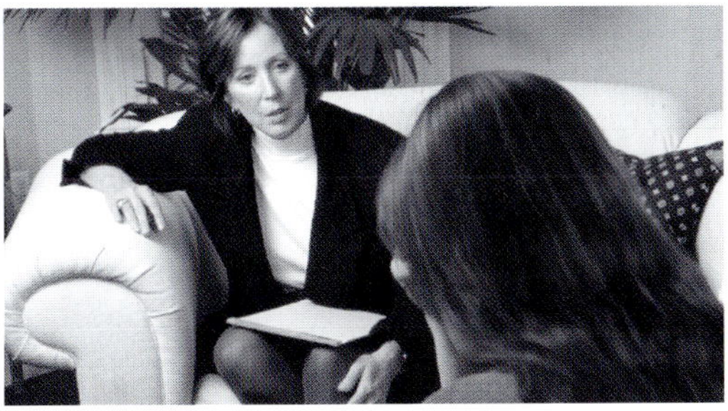

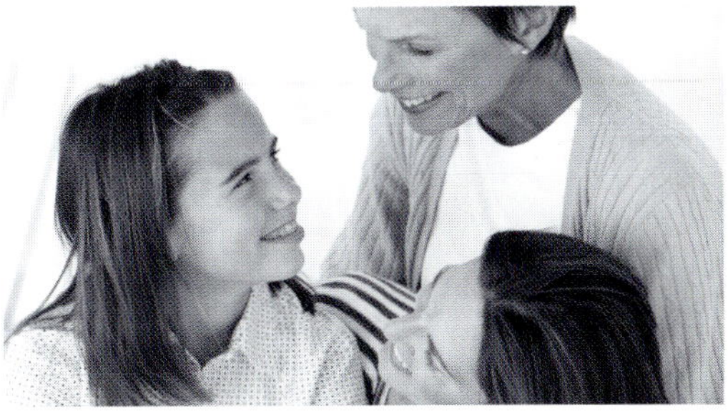

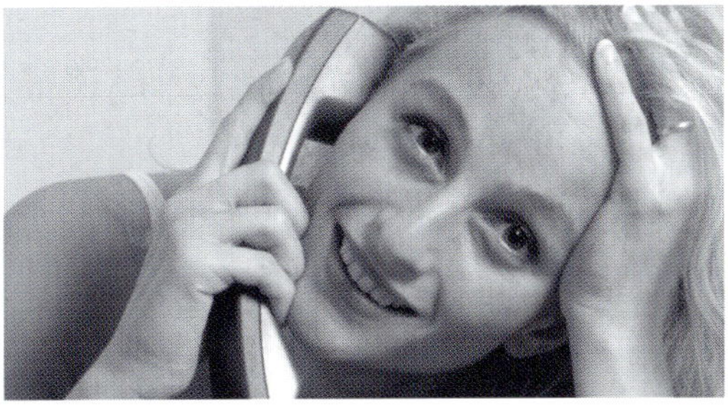

Vorwort

Essstörungen sind schwer wiegende seelisch-körperliche Erkrankungen. Werden sie nicht rechtzeitig und fachgerecht behandelt, bestehen sie oft ein Leben lang weiter – mit erheblichen Schädigungen des Körpers, der Psyche und der zwischenmenschlichen Beziehungen. Essstörungen beschäftigen zunehmend Eltern, Lehrer, Ärzte, Psychotherapeuten und Berater. Sie betreffen hauptsächlich Mädchen und junge Frauen. Aber auch Jungen und junge Männer können betroffen sein.

Dieses Buch beschreibt die wesentlichen Essstörungen Magersucht, Bulimie und Binge-Eating-Störung, die Essstörung mit „Fressanfällen", sowie mögliche Ursachen und Folgen. Einen Schwerpunkt bildet die Darstellung der Behandlungsmöglichkeiten: Die einzelnen Krankheitsbilder und deren Therapie werden an ausführlichen typischen Fallbeispielen dargestellt.

Sie zeigen, dass auch bei ausgeprägten Essstörungen nachhaltige Hilfe möglich ist, wenn sich Betroffene und Angehörige auf einen ausreichend intensiven Therapieprozess einlassen. Dies entspricht auch unserer praktischen Erfahrung in der langjährigen Arbeit mit essgestörten Patientinnen in der Spezialambulanz einer Universitätsklinik und einer spezialisierten Beratungsstelle.

Wir hoffen, hiermit Betroffenen und Angehörigen Mut zu machen, die Essstörung und die damit zusammenhängenden Schwierigkeiten offen und gemeinsam anzugehen.

Wir danken vor allem unseren Patientinnen und ihren Angehörigen für das, was wir von ihnen lernen konnten, dann den Kolleginnen und Kollegen aus unseren Einrichtungen für ihre Unterstützung in der therapeutischen Arbeit und last but not least unseren Familien und Partnern für die geduldige Begleitung unserer Arbeit, auch an diesem Buch.

Göttingen und Kassel im Dezember 2003

Günter Reich   Cornelia Götz-Kühne   Uta Killius

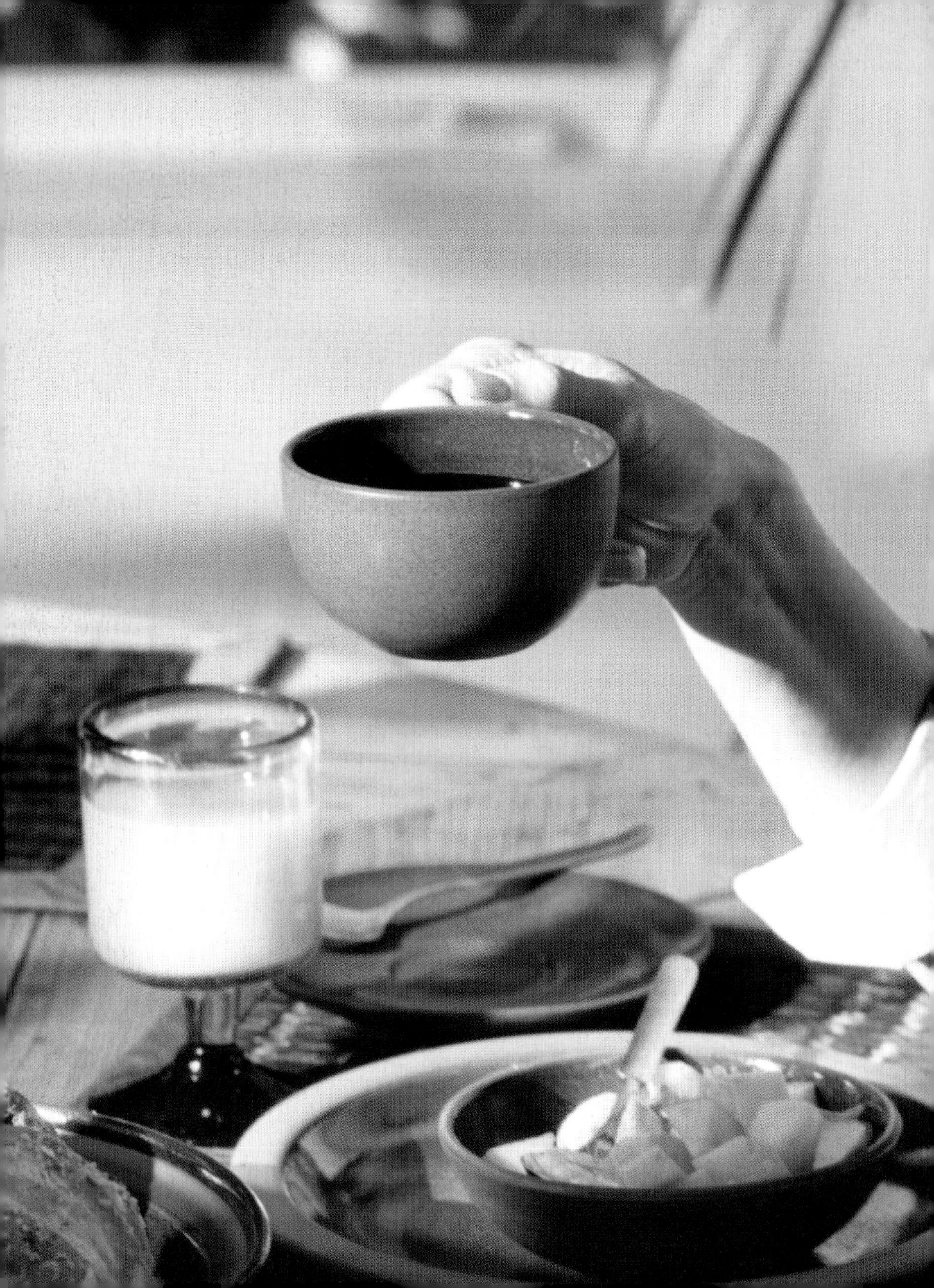

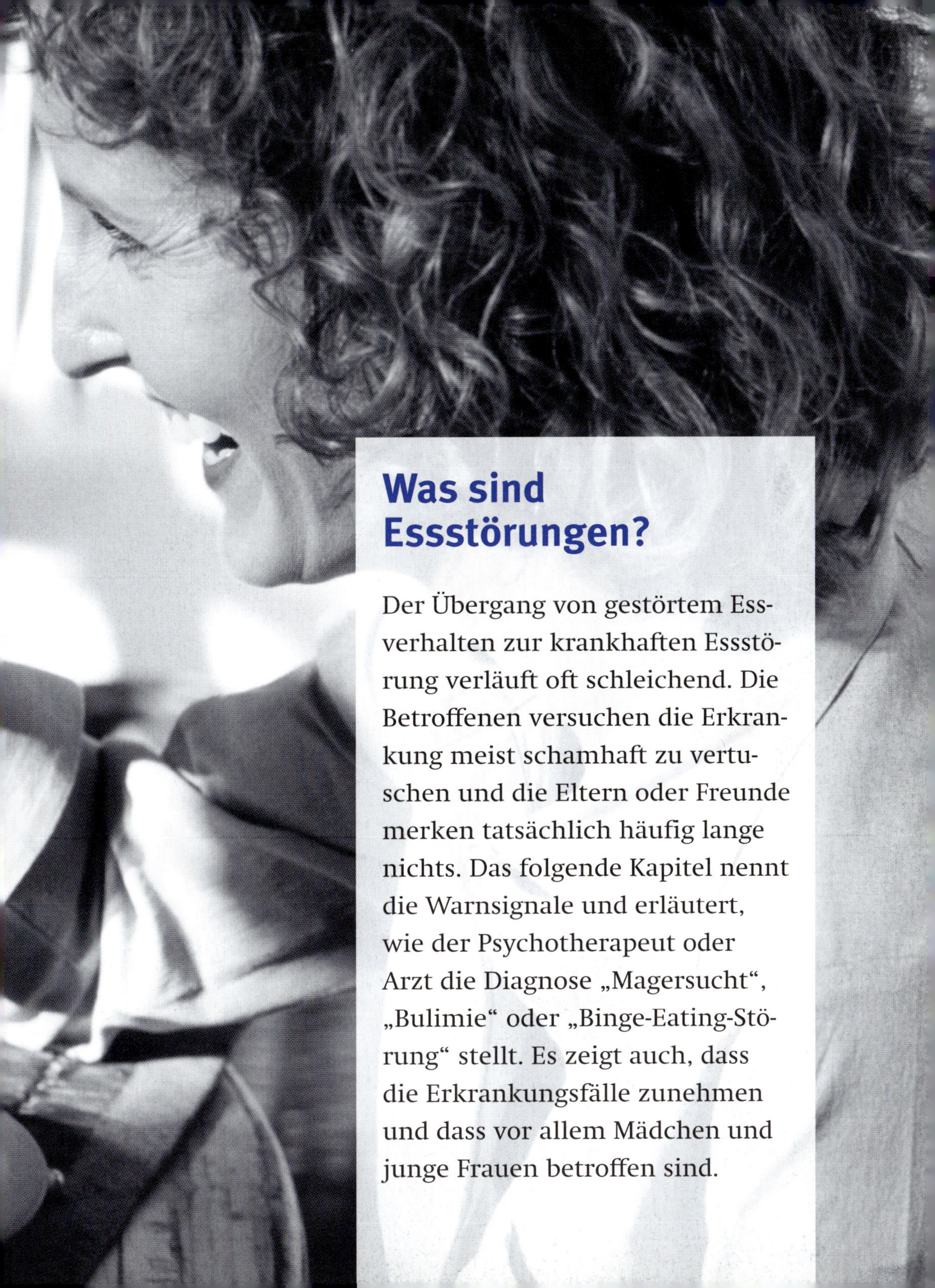

Was sind Essstörungen?

Der Übergang von gestörtem Essverhalten zur krankhaften Essstörung verläuft oft schleichend. Die Betroffenen versuchen die Erkrankung meist schamhaft zu vertuschen und die Eltern oder Freunde merken tatsächlich häufig lange nichts. Das folgende Kapitel nennt die Warnsignale und erläutert, wie der Psychotherapeut oder Arzt die Diagnose „Magersucht“, „Bulimie“ oder „Binge-Eating-Störung“ stellt. Es zeigt auch, dass die Erkrankungsfälle zunehmen und dass vor allem Mädchen und junge Frauen betroffen sind.

Woran erkennen Sie gestörtes Essverhalten?

Essen ist eines der Grundbedürfnisse des Menschen und eng mit Gefühlsregungen und sozialen Beziehungen verbunden. Die Nahrungsaufnahme kann sinnlichen Genuss und Wohlgefühl hervorrufen. Am deutlichsten zeigt sich dies bei Säuglingen. Für sie ist die Aufnahme von Nahrung gleichzeitig Quelle der Sättigung und der Fürsorge. Auch wenn das Vermögen zur Unterscheidung von Bedürfnissen gut entwickelt ist, kennen die meisten Menschen als Erwachsene ebenfalls bestimmte Situationen, in denen Essen (oder Nicht-Essen) eng mit verschiedenen Gefühlszuständen verbunden ist. Manchen können Spannungen „auf den Magen schlagen", andere bekämpfen Unlust oder Langeweile mit Essen, wieder andere setzen „Kummerspeck" an. Während dieser Umgang mit dem Essen bei den meisten Menschen mit dem Beheben der Probleme und Spannungen wieder vergeht, gibt es inzwischen eine Vielzahl von Menschen, bei denen sich diese und andere Verhaltensmuster zu einem gestörten Essverhalten entwickeln.

Welche Aussagen treffen auf Sie zu?

Es gibt verschiedene Merkmale, die gestörtes Essverhalten kennzeichnen. Wenn mehrere der folgenden Aussagen auf Sie zutreffen, weicht Ihr Essverhalten – zumindest zurzeit – von gesundem Essverhalten ab.

- **Das Essverhalten ist angstbesetzt:** Es besteht eine große Unsicherheit, welche Menge und Art an Nahrung wann und wo angemessen sind. Essen wird als Überforderung oder gar Bedrohung erlebt.
- **Das Essverhalten ist überwiegend außen orientiert:** Auf körperliche Appetit- und Sättigungssignale erfolgt meist keine angemessene Reaktion. Das Essverhalten orientiert sich nicht an inneren Signalen. Es wird durch äußere Bedingungen (z. B. Gelegenheit, Uhrzeit, Kalorienzahl, Essverhalten der anderen Personen, Anblick und Geruch leckerer Speisen, Ort) bestimmt.

- **Das Essverhalten ist rigide:** Es wird übermäßig kontrolliert, z. B. durch feste Zeiten, Pläne oder strikte Einteilung der Lebensmittel in „erlaubte" (meist eiweißhaltige typische Diätnahrung wie Quark und Joghurt, aber auch Salat) und „verbotene Speisen" (gewöhnlich fett- und kohlehydratreiche Speisen wie Kuchen, Süßigkeiten, Eis).
- **Das Essverhalten ist chaotisch:** Es besteht kein geregelter Essensrhythmus. Mahlzeiten werden vergessen, zugunsten anderer Tätigkeiten bewusst ausgelassen oder es wird gar keine Zeit dafür eingeplant.
- **Das Essverhalten ist abwechselnd rigide und chaotisch:** Eine streng kontrolliertes Essverhalten wird durch unregelmäßi-

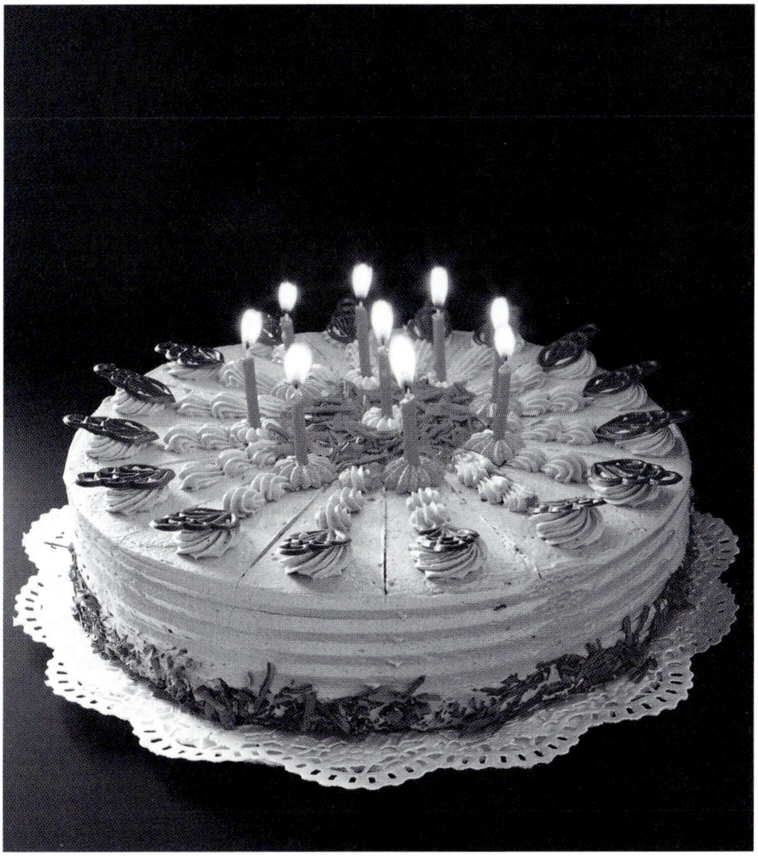

Eine Sahnetorte – Ist das für Sie eine verbotene Speise oder überlegen Sie, wie viele Stücke Sie verdrücken könnten?

ges Essen unterbrochen. Häufig wird hier dann nicht mehr auf die Art und die Menge geachtet.

Wichtig

- Essstörungen mit Krankheitswert sind keine „schlechten Angewohnheiten“, sondern ernste seelische Erkrankungen mit schwer wiegenden körperlichen, seelischen und sozialen Folgen, die einer Behandlung durch Fachpsychotherapeuten und Ärzte bedürfen.

- **Essen ist das wichtigste Mittel zur Stressbewältigung:** Das Essen wird benutzt, um mit unangenehmen Situationen oder Problemen fertig zu werden. Auf Stress wird mit Mehr- oder Weniger-Essen oder mit dem Verzehr sonst gemiedener Nahrungsmittel reagiert.
- **Das Essen ist in starkem Maße stimmungsabhängig:** Bei Niedergeschlagenheit, Anspannung, Euphorie oder Langeweile wird automatisch mehr oder weniger gegessen als sonst, unabhängig vom normalen Essrhythmus.
- **Das Essen ist stark gewichtsabhängig:** Das Essen wird maßgeblich unter dem Aspekt der Gewichtskontrolle betrachtet und ist mit entsprechenden Ängsten und Zwängen belastet. Bereits eine geringe Gewichtszunahme löst Angst und Gegenmaßnahmen (z. B. Fasten, Sport, Erbrechen, Einnahme von Abführmitteln und Appetitzüglern) aus. Andere resignieren und essen völlig unkontrolliert („Jetzt ist sowieso alles egal“).
- **Das Essverhalten kontrolliert die Gedanken:** Es wird intensiv und lange überlegt, was (noch) gegessen werden darf oder sollte und was nicht.

Sabine, 23 Jahre, Reiseverkehrskauffrau

„Schon morgens im Bett geht es los. Ich male mir aus, was ich mir gleich zum Frühstück genehmigen werde. Gestern ab 16:00 habe ich ja nichts mehr gegessen. Bin mit knurrendem Magen früh ins Bett gegangen und konnte nicht schlafen. War ein blöder Tag im Büro gewesen, nichts hat geklappt. Habe mir so vorgestellt, dass ich morgens bestimmt ein Kilo weniger wiege. Das hat meine Stimmung echt gehoben und mich motiviert, das dumpfe Gefühl im Magen auszuhalten. Am nächsten Morgen unter der Dusche stehe ich dann wie innerlich weggetreten, mit den Gedanken am Frühstückstisch. Da habe ich schon alles aufgebaut: Eine Packung Cornflakes, mehrere Brötchen, der Kuchen von gestern. Den habe ich eigentlich für das Treffen mit einer Freundin gebacken. Das habe ich aber wegen meiner miesen Laune abgesagt …“

Wenn Ihr Essverhalten gestört ist, beeinträchtigt das Ihr Leben und auch Ihre Beziehungen zu anderen Menschen. Wenn Sie in letzter Zeit bei sich oder bei Ihrer Freundin oder bei Ihrem Kind gestörtes Essverhalten beobachten, ist das allein noch keine Krankheit – das Essverhalten kann sich auch wieder normalisieren. Aber es ist ein Warnsignal. Denn aus gestörtem Essverhalten kann sich eine Essstörung mit Krankheitswert entwickeln.

Die Waage bestimmt das Wohlbefinden

Es gibt weitere Warnzeichen für die Entwicklung einer Essstörung mit Krankheitswert: Die Betroffenen haben oft auch eine gestörte Einstellung zum eigenen Körper. Dies zeigt sich durch folgende Merkmale:

- **Das Körpergefühl ist vom Wiegen abhängig:** Die Zahl auf der Waage bestimmt das Wohlbefinden mit dem eigenen Körper, nicht aber das innere Gefühl. Wird ein bestimmtes Gewicht überschritten, wird der Körper als unförmig oder abstoßend erlebt. „Je weniger die Waage anzeigt, desto besser".
- **Das Körpergefühl ist von der Stimmung abhängig:** Konflikte mit anderen, Angst, Niedergeschlagenheit oder Selbstzweifel führen dazu, dass der eigene Körper oder einzelne Körperteile kritisch gesehen oder abgelehnt werden.
- **Das Körpergefühl ist vom Essen abhängig:** Besteht der Eindruck, zu viel oder das Falsche (z.B. Schokolade oder Kuchen) gegessen zu haben, werden der Körper oder einzelne Körperteile als unangenehm, unförmig oder gar eklig erlebt.
- **Der Körper wird häufig kritisch beobachtet und kontrolliert:** Die Betroffenen sind besorgt, dass etwas an ihrem Äußeren „nicht stimmen" könnte. Sie schauen oft in den Spiegel und verwenden viel Zeit darauf, ihre Frisur, Kleidung und/oder Körperhaltung zu überprüfen. Geringfügige Schwankungen oder Veränderungen verunsichern sie und verschlechtern ihr Befinden und ihre Stimmung.
- **Der Körper wird verzerrt wahrgenommen:** Der gesamte Körper oder einzelne Körperteile erscheinen als unförmig, unpro-

Margareta, 27 Jahre, Studentin

„Wenn sich die Innenseiten meiner Beine berühren, bekomme ich ein Ekelgefühl. Ich fühle mich dann wie aufgedunsen und versuche, diese Berührung zu vermeiden. Besonders schlimm ist das für mich in der warmen Jahreszeit. Einen Rock oder ein Kleid ziehe ich deshalb auch bei größter Hitze nicht an. Auch weil mich die Blicke von anderen auf meine nackten Beine sehr stören würden. Die würden dann ja sehen, dass meine Beine unproportioniert und einfach hässlich sind. Wenn ich im Bett liege, klemme ich immer die Decke zwischen meine Beine. Ich achte auch darauf, dass ich auch sonst meinen Körper wenig berühre. Wenn ich kurz vorm Einschlafen bin und meine Hand unter der Decke zufällig mein Bein berührt, zucke ich richtig zurück. Auch Körperpflege ist mir ein Gräuel. Da sehe ich zu, dass ich z.B. beim Einseifen unter der Dusche ganz schnell fertig werde."

portioniert, „zu dick“ oder „eklig“. Dies ist nicht selten bei normalem Fettgewebe der Fall, dem dann „zu Leibe gerückt“ wird.

- **Berührungen des Körpers werden vermieden:** Die Ablehnung des Körpers oder einzelner Körperteile kann so weit gehen, dass diese aus Ablehnungs-, Ekel- oder Angstgefühlen heraus nicht berührt werden.
- **Das Gewicht und der Umfang werden ständig überprüft:** Hierzu gehören feste Messrituale, mehrmals tägliches Wiegen, Anlegen eines Maßbandes um Taille, Gesäß, Beine oder Anprobieren „maßgebender“ Kleidungsstücke.
- **Der eigene Körper wird häufig mit anderen verglichen:** Das Aussehen anderer wird genau registriert und mit dem eigenen abgeglichen. Oft besteht das Empfinden, mit anderen „nicht mithalten“ zu können. Dies beeinträchtigt das Selbstwertgefühl. Bei anderen werden ebenfalls kritische oder abwertende Blicke vermutet.
- **Vergleichen mit anderen, Wiegen und Blicke in den Spiegel oder auf Fotos werden völlig vermieden:** Dies geschieht meist aus der Angst heraus, dabei „schlecht abzuschneiden“ oder sich selbst ablehnen zu müssen. Ein weiterer Grund sind die Konsequenzen, die man eigentlich ziehen müsste, wenn man z. B. Übergewicht hat.
- **Die Körperpflege wird übertrieben oder vernachlässigt:** Waschen, Frisieren oder Zähneputzen dauern übermäßig lang, sind ritualisiert oder werden nur teilweise, unregelmäßig oder gar nicht ausgeführt.

Wichtig

- Mit der Entwicklung von krankheitswertigen Essstörungen verfestigen sich meist auch gestörte Einstellungen zum eigenen Körper bis hin zu so genannten Körperschemastörungen.

Wie werden Essstörungen diagnostiziert?

Als essgestört gelten „Menschen, für die das Essen die missbräuchliche Funktion hat, Probleme, die ansonsten unlösbar erscheinen, auf diese Art zu bewältigen“. Diese Menschen „zeich-

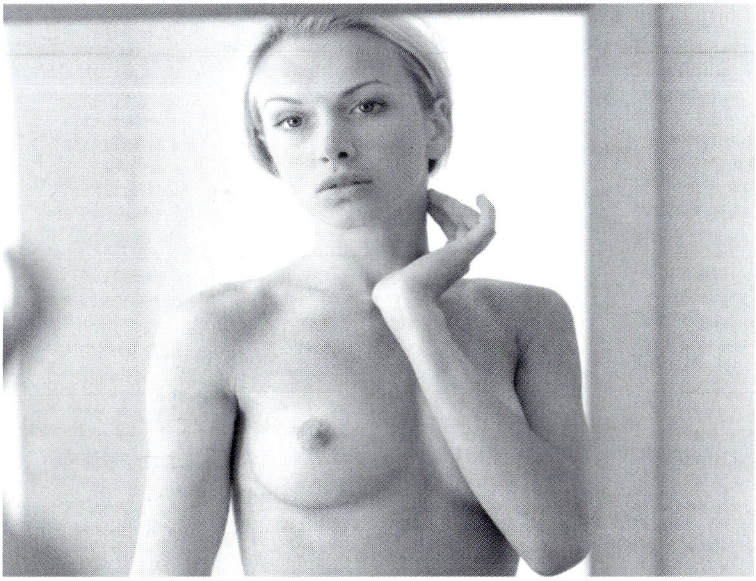

Sind Sie unzufrieden mit Ihrem Körper?

nen sich dadurch aus, dass sie abnorme Mengen Nahrung zu sich nehmen, was sich in ihrem äußeren Erscheinungsbild ausdrückt ..." schreibt die Pionierin der Erforschung und Behandlung von Essstörungen, Hilde Bruch in ihrem 1991 in deutscher Sprache erschienenem Werk „Essstörungen". Die abnormen Mengen von Nahrung zeigen sich entweder im Zuviel- oder im Zuwenig-Essen.

Formen von Essstörungen

Gegenwärtig unterscheiden wir drei Hauptformen von Essstörungen:
- Magersucht, Anorexie (Anorexia nervosa),
- Bulimie (Bulimia nervosa),
- Binge-Eating-Störung (Essstörung mit „Fressanfällen").

Darüber hinaus gibt es noch die „sonstige Essstörungen". Hierunter fallen Personen mit Störungen des Essverhaltens, die nicht einer der genannten Hauptformen zugeordnet werden können.

Die Diagnose einer Essstörung muss durch Fachleute erfolgen. Sie dient dazu, das spezifische Bild der Symptome einer betroffenen Person zu ordnen, um so leichter und schneller über mögliche bzw. angemessene Behandlungen zu entscheiden und im Austausch mit Fachkollegen, z.B. bei Überweisung und Vermittlung, zu kommunizieren. In Deutschland wird überwiegend nach den Richtlinien der Weltgesundheitsorganisation, der so genannten ICD-10, diagnostiziert. (ICD heißt „Internationational Classification of Diseases“, auf Deutsch: „internationale Klassifikation von Erkrankungen“.) Diese schreibt bestimmte Merkmale vor, die für die Vergabe der Diagnose einer Essstörung erfüllt sein müssen.

So bestimmen Sie Ihr Normalgewicht

Als Bewertungsmaßstab zur Beurteilung des Körpergewichts wird der Body Mass Index (BMI, auf Deutsch: Körpermasseindex) verwendet. Sie können Ihren BMI aus der folgenden Abbildung einfach ablesen oder mit einer Formel (siehe Kasten) genau berechnen. Welcher BMI dem Normalgewicht bzw. Unter- und Übergewicht entspricht, können Sie ebenfalls in der Abbildung ersehen. Diese Einteilung gilt für Erwachsene. Auf der Internet-Seite www.myBMI.de können Sie Ihren BMI ebenfalls einfach berechnen lassen und finden die altersentsprechende Zuordnung für Über- und Untergewicht.

Diagnose Magersucht

Der medizinische Fachausdruck für Magersucht lautet Anorexia nervosa. Der Begriff „Anorexia“ stammt aus dem Griechischen und bedeutet wörtlich Appetitlosigkeit; mit dem Zusatz „nervosa“ ist gemeint, dass es „nervlich“, d.h. psychisch bedingt ist. Von Appetitlosigkeit in Zusammenhang mit einer Magersucht zu sprechen ist allerdings irreführend, da die Betroffenen nicht unter einem Mangel an Appetit leiden, sondern vielmehr versuchen, Appetit und Hungergefühle zu unterdrücken. Zutreffender wäre es, von einer Selbstaushungerung zu sprechen. Die Betroffenen entwickeln Angst vor dem Essen und vor Gewichtszunahme. Diese Angst vor Gewichtszunahme wird um so stärker, je abgemagerter sie sind. Auffallendstes Merkmal ist

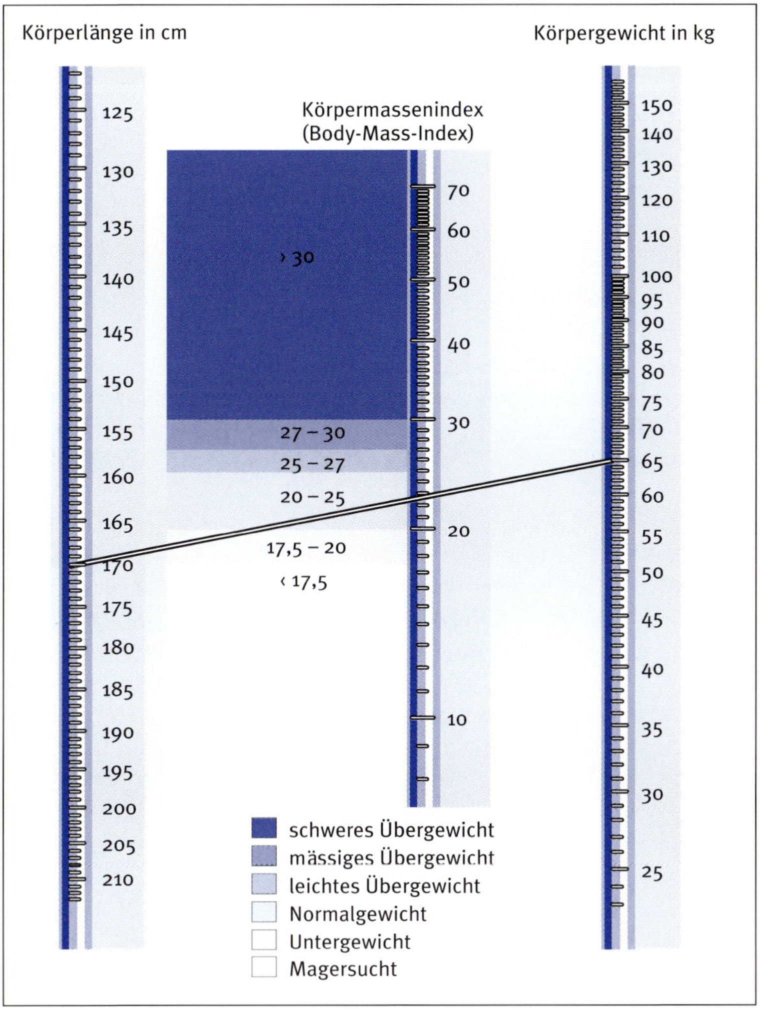

Berechnung des BMI

Der Body Mass Index errechnet sich nach der Formel:

BMI = Körpergewicht (kg) / Körpergröße (m)².

Eine Person mit 60 kg Körpergewicht und 1,70 m Körpergröße hat also einen BMI von 20,8 kg/m² (60/1,70² = 20,8).

schließlich der ausgemergelte, ausgezehrte Körper, wenn die Störung bereits einige Zeit besteht.

Der schleichende Beginn. Im Anfangsstadium fällt das erniedrigte Gewicht eventuell nicht auf. Es wird von den Betroffenen bewusst deutlich unter der ihrem Alter entsprechenden Norm gehalten. In der Wachstumsphase wird nicht entsprechend zugenommen. Das geschieht durch Einschränkung der Kalorienzufuhr, Hungern, Erbrechen, Benutzen von Abführ- und Entwässerungsmitteln sowie Appetitzüglern oder durch exzessive sportliche Betätigung. Manche Betroffene lehnen feste Nahrung gänzlich ab und ernähren sich nur noch über flüssige oder breiige Speisen. Andere unterwerfen ihre Nahrungsaufnahme strengen Regeln. Die Gedanken fixieren sich zunehmend auf das Essen bzw. das Gewicht.

Die Entwicklung der Körperschemastörung. Unabhängig vom tatsächlichen Gewicht erleben die Betroffenen sich als zu dick und können die eigene Figur und den Körper nicht mehr realistisch wahrnehmen. Sie entwickeln eine so genannte Körperschema-Störung. Diese verstärkt den Drang, noch weiter abzunehmen. Um Kritik wegen der Gewichtsabnahme zu entgehen, machen sie falsche oder keine Angaben über das Essverhalten oder das Gewicht. Manche verstecken ihren Körper unter Schichten weiter Kleidung. Die Betroffenen haben oft keine Krankheitseinsicht. Sie verleugnen die Bedrohlichkeit ihres Zustandes und begeben sich nur unter Druck in Behandlung. Trotz der offensichtlichen körperlichen Einschränkung sind sie außergewöhnlich ehrgeizig, zeigen ein erstaunliches Leistungsstreben in Schule, Beruf und Freizeit.

Die Regelblutung setzt aus. Aufgrund des Untergewichtes, aber auch aus seelischen Gründen, setzt die Menstruation bei den betroffenen Mädchen oder Frauen aus (Amenorrhö ist der medizinische Fachausdruck hierfür) bzw. erst gar nicht ein. Letzteres ist dann der Fall, wenn es sich um junge Mädchen vor der Pu-

Kriterien der ICD-10 für Anorexia nervosa (Magersucht)

Das **Körpergewicht** liegt mindestens 15 % unter dem erwarteten oder unter BMI von 17,5.
Der **Gewichtsverlust** ist selbst herbeigeführt durch: Vermeiden von hoch kalorischen Speisen, Einschränkungen der Nahrungsaufnahme und eine oder mehrere der folgenden Möglichkeiten:

- selbst herbeigeführtes Erbrechen,
- selbst herbeigeführtes Abführen,
- übertriebene körperliche Aktivitäten,
- Gebrauch von Appetitzüglern und/oder Entwässerungsmitteln.

Eine **Körperschemastörung**: Die Angst, zu dick zu werden, besteht als eine tief verwurzelte überwertige Idee. Die Betroffenen legen eine sehr niedrige Gewichtsschwelle für sich selbst an.
Es besteht eine so genannte **endokrine Störung**, die insbesondere die Hormonproduktion betrifft: Diese ist verringert und führt bei Frauen zu einem Aussetzen der Regelblutung (Amenorrhö), bei Männern zu einem Verlust von sexuellem Verlangen und Potenz.
Beginnt die Erkrankung vor der Pubertät, sind die entsprechenden **Entwicklungsschritte** verzögert oder gehemmt. Die zeigt sich z. B. in einem Wachstumsstopp, fehlender Brustentwicklung, Ausbleiben der Regelblutung, kindlichen Genitalien.

bertät handelt. Eine Amenorrhö wird auch dann angenommen, wenn die Menstruation nur unter Hormoneinnahme, z. B. der „Pille", auftritt.

Die ICD-10-Kriterien für eine Magersucht sind im obigen Kasten aufgelistet.

Atypische Anorexia nervosa: Wenn nur einige der genannten Kriterien erfüllt sind, spricht man nach ICD-10 von einer atypischen Anorexia nervosa. Hierunter fallen z. B. Betroffene, die untergewichtig sind, eingeschränkt essen, eine Körperschemastörung aufweisen, aber keine Amenorrhö haben oder einen BMI von 17,5 nicht unterschreiten.

Erika, 15 Jahre, Schülerin

„Mein Frühstück bereite ich mir selber zu. Meine Mutter hat auch kapiert, dass ihr Reden, ich solle mehr essen, nichts bewirkt. Ich esse zuerst immer einen Apfel, den ich sorgfältig viertele und betont langsam kaue. Danach löffele ich einen Viertel Liter Buttermilch, genau abgemessen. Feste Nahrungsmittel wiege ich vorher ab und notiere mir den Kaloriengehalt auf meinem Plan. Der umfasst nur gesunde und fettarme Sachen. Ich mache auch Gymnastik, morgens, abends und so oft wie möglich zwischendurch. Ich habe mir vorgenommen, alle Erledigungen zu Fuß oder mit dem Fahrrad zu machen und auf Bus oder Mitfahrten im Auto zu verzichten. Hausaufgaben erledige ich im Stehen. Nach jeder Rechenaufgabe mache ich 10 Kniebeugen. Ich versuche, alle Kalorien, die ich zu mir nehme, wieder loszuwerden.

Meine Regelblutung war ein Jahr lang da. Jetzt ist sie schon über ein halbes Jahr lang nicht mehr gekommen. Eine Zeit lang habe ich mal Abführmittel genommen. Aber das hat meine Mutter gemerkt. Jetzt kontrolliert sie das ... Mir wird ziemlich schnell schwindelig in letzter Zeit. Ich friere auch fast immer. Meine Hände sind immer rot und kalt. Seit einiger Zeit habe ich auch Haarausfall.“

Diagnose Bulimie

Der Begriff Bulimie stammt aus dem Griechischen und wird mit „Ochsenhunger“ übersetzt. Der medizinische Fachausdruck lautet „Bulimia nervosa“, wobei der Zusatz nervosa für die seelische Verursachung der Störung steht. Der ebenfalls gebräuchliche Ausdruck „Ess-Brech-Sucht“ ist irreführend, da zu einer Bulimie nicht notwendigerweise das Erbrechen gehört. Zur Gewichtsregulierung können auch andere Methoden eingesetzt werden.

Heißhungerattacken. Zentrales Merkmal der Bulimie sind Heißhungerattacken, die von den Betroffenen nicht mehr kontrolliert oder gesteuert werden können. Diese verspüren ein unwiderstehliches Verlangen nach Lebensmitteln, die oft ohne Lust am Essen gierig verschlungen werden. So werden in kurzer Zeit große und vor allem hoch kalorische Nahrungsmengen gegessen. Das Gefühl für Hunger und Sättigung ist oft bei den Betroffenen verloren gegangen.

Angst vor Gewichtszunahme. Gleichzeitig besteht eine krankhafte Furcht vor einer Gewichtszunahme. Aus dieser Angst heraus kommt es zu selbst induziertem Erbrechen, Fasten, Missbrauch von entwässernden und abführenden Medikamenten sowie Schilddrüsenpräparaten oder exzessivem Sporttreiben. Bulimische Frauen können leicht untergewichtig, normalgewichtig oder auch übergewichtig sein. Ähnlich wie Betroffene mit einer Magersucht können sich Bulimikerinnen entweder insgesamt oder an bestimmten Körperstellen zu dick finden. Bei ihnen ist die verzerrte Körperwahrnehmung jedoch zumeist weniger ausgeprägt.

Vertuschung, Scham und Ekel. Das bulimische Verhalten findet in der Regel heimlich statt, zumindest aber ohne die Anwesenheit von anderen Personen. Gemeinsamen Mahlzeiten mit anderen gehen Betroffene nicht selten aus dem Weg oder essen dann nur wenig. In anderen Fällen essen sie anscheinend „normal". Dass sie immer gleich nach dem Essen auf die Toilette verschwinden, fällt oft zunächst niemandem auf. Manchmal leben Betroffene über Jahre hinweg ein Doppelleben. Dies erschwert es, die Krankheit öffentlich zu machen.

Wichtig

- Für die meisten Bulimikerinnen beginnt die Störung mit einem Kreislauf aus Diäten, Essanfällen und noch strengerem Fasten. Später kommt Erbrechen oder Einnehmen abführender Mittel hinzu.

Kriterien der ICD-10 für Bulimia nervosa

Es bestehen eine andauernde Beschäftigung mit dem Essen und eine unwiderstehliche Gier nach Nahrungsmitteln. Es kommt zu Essattacken, bei denen große Mengen an Nahrung in kurzer Zeit gegessen werden

Eine Gewichtszunahme soll vermieden werden durch:

- selbst herbeigeführtes Erbrechen,
- Missbrauch von Abführmitteln,
- zeitweilige Hungerperioden,
- Einnahme von Appetitzüglern, Schilddrüsenpräparaten, Entwässerungsmitteln.

Es besteht eine krankhafte Furcht, dick zu werden. Oft besteht eine Gewichtsgrenze im Untergewichtsbereich.

In der Vorgeschichte finden sich häufig Episoden von Anorexia nervosa. Diese können voll ausgeprägt oder verdeckt mit einem mäßigen Gewichtsverlust und/oder einem vorübergehenden Aussetzen der Regelblutung gewesen sein.

Anja, 19 Jahre, ohne Ausbildungsplatz

„Gestern Abend war ich bei meiner Freundin, die mit mir Abitur gemacht hat. Sie hatte Nudeln in Schinken-Sahne-Soße gekocht und erzählte von ihrem Studienplatz in München und schwärmte von der Stadt. Ich konnte es dann gar nicht mehr hören und habe mir noch eine zweite Riesenportion Nudeln aufgetan. Da wusste ich schon, dass ich hinterher kotzen gehen werde. Habe mich nach dem Essen hastig verabschiedet und auf dem Nachhauseweg noch schnell in der Tankstelle zwei Riegel und eine Tafel Schokolade gekauft. Die habe ich im Weitergehen in mich reingeschlungen. Als ich dann wenige Minuten später über der Kloschüssel hing, fühlte ich mich einfach nur mies und eklig."

Das Erbrechen, das anfangs als perfekter Ausweg und Wiedererlangen der Selbstkontrolle empfunden wurde, wird mit zunehmender Häufigkeit als beschämend und schwächend erlebt. Der Kreislauf von eingeschränktem Essen, Essanfällen und Erbrechen verselbstständigt sich. Die Betroffenen fühlen sich hier oft ohnmächtig ausgeliefert. Manchmal können sie gar keine Nahrung mehr bei sich behalten, da jegliches Essen automatisch als „zu viel" empfunden wird. Ihr Selbstwertgefühl leidet, Scham und Schuldgefühle verstärken sich. Viele haben das Gefühl abnorm zu sein, ekeln sich vor sich selbst, hassen ihren Körper und neigen zu Depressionen.

Atypische Bulimie. Bei einer atypischen Bulimie sind die ersten drei ICD-10-Kriterien nicht vollständig erfüllt. Zum Beispiel können Beschäftigung mit dem Essen oder die Essanfälle nur periodisch zu bestimmten Zeiten und nicht täglich oder mehrmals wöchentlich auftreten. In den letzten Jahren wird zudem eine als „Sport-Bulimie" bekannt gewordene Störung beobachtet. Die Betroffenen begegnen Essen bzw. Essanfällen mit exzessiver sportlicher Betätigung, um nicht zuzunehmen.

Diagnose Essstörung mit „Fressanfällen" (Binge-Eating-Störung)

Diese Essstörung ist als eigenständiges Krankheitsbild, abgrenzbar von der Bulimie, wo auch Fressattacken auftreten, erst seit 1994 definiert. In der ICD-10, den in Deutschland gebräuchlichen Diagnose-Richtlinien, ist die Binge-Eating-Störung noch nicht gesondert dargestellt. Betroffene selbst sind sich oft unsicher, ob ihr Verhalten „normal" ist. In ihrem inneren Erleben fühlen sich Betroffene allerdings stark eingeschränkt. Ihre Gedanken sind zwanghaft aufs Essen fixiert. Häufig sind sie leicht bis deutlich übergewichtig. Oder sie hatten schon als Kind oder Jugendlicher Probleme mit dem Essen. Das Gefühl von Hunger und Sättigung ist ihnen verloren gegangen. Sie fühlen sich zeitweise nicht mehr fähig, ihr Essverhalten zu kontrollieren und empfinden meist Selbstverachtung und Ablehnung sich selbst und ihrem eigenen Körper gegenüber.

Im amerikanischen Klassifikationssystem seelischer Erkrankungen, dem DSM-IV (DSM heißt Diagnostic and Statistical Manual of Mental Disorders, auf Deutsch: Diagnostisches und statistisches Handbuch seelischer Störungen), ist die Binge-Eating-Störung durch folgende Merkmale gekennzeichnet:

Kriterien des DSM-IV für Binge-Eating-Störung (Essstörung mit „Fressanfällen")

Es kommt zu wiederholten Episoden von „Fressanfällen". Hier wird eine bestimmte Nahrungsmenge in einem abgegrenzten Zeitraum (z.B. zwei Stunden) gegessen. Diese Menge ist definitiv größer als die, die die meisten Menschen in ähnlichem Zeitraum unter ähnlichen Umständen essen würden. Während dieser Zeit besteht ein Gefühl des Kontrollverlustes über das Essen.
Die Episoden von „Fressanfällen" treten gemeinsam mit mindestens drei der folgenden Symptome auf:

- Es wird wesentlich schneller gegessen als normal.
- Es wird bis zu einem unangenehmen Völlegefühl gegessen.
- Es werden große Nahrungsmengen ohne körperliches Hungergefühl gegessen.
- Aufgrund von Schamgefühlen wegen der Menge wird allein gegessen.
- Im Nachhinein treten Gefühle von Selbstekel, Deprimiertheit oder starker Schuld auf.

Wegen der „Fressanfälle" besteht ein deutliches Leidensgefühl.
Die „Fressanfälle" treten über sechs Monate an mindestens 2 Tagen in der Woche auf.
Sie treten nicht in Kombination mit regelmäßigem kompensatorischen Verhalten (z.B. Erbrechen, Fasten) oder ausschließlich im Verlauf einer Anorexia oder Bulimia nervosa auf.

Carla, 39 Jahre, Hausfrau und Mutter

„Wenn ich mit meinem Mann und den Kindern am Frühstückstisch sitze und zusehe, wie die anderen Brötchen mit Nutella essen, denke ich immer an die Zahl 87. So viel wiege ich jetzt. Ich trinke meinen Slimfast-Drink mit Erdbeergeschmack und hoffe, dass es diesmal mit der Diät klappt. Als ich heute gegen 12 Uhr mit dem Fensterputzen durch bin, überkommt es mich plötzlich. Ich stopfe die restlichen Brötchen in mich rein. Das Nutella löffele ich dazu. Im Kühlschrank fallen mir der Pudding von den Kindern und die Familienpackung Windbeutel ins Auge. Die esse ich zusammen mit der Tüte Storck-Riesen auf. Dann ist mir schlecht, ich habe Magendrücken. Ich fühle mich schäbig und kann es nicht glauben, dass es schon wieder passiert ist. Ich weine ein paar Minuten vor mich hin. Dreizehn Uhr, gleich kommen die Kinder zum Mittagessen. Ich wisch' die Tränen weg und tröste mich damit, dass man nach zwei Geburten eben nicht gertenschlank sein kann. Den Kindern gegenüber habe ich ein schlechtes Gewissen. Ich setze Milch zum Kochen für einen Pudding auf."

Sonstige Essstörungen

Ein Drittel der Personen, die wegen einer Essstörung Behandlung suchen, können nicht eindeutig einer der drei beschriebenen Hauptgruppen Magersucht, Bulimie oder Binge-Eating-Störung zugeordnet werden. Daher wurde eine weitere Kategorie für sonstige Essstörungen definiert, die so genannten „nicht näher bezeichneten Essstörungen". Hierunter fallen laut Definition des DSM-IV zum einen die atypische Anorexia oder Bulimia nervosa, aber auch Essstörungen, bei denen jeweils nur einzelne wesentliche Merkmale vorhanden sind, z. B. eine normalgewichtige Person, die regelmäßig nach dem Verzehr einer kleinen Nahrungsmenge, wie zwei Keksen, erbricht. Ebenso wird ein Kauen und Ausspucken von Nahrung, ohne sie herunterzuschlucken, hier eingeordnet. Bei einer noch normalgewichtigen Person, die aber erheblich an Gewicht verloren hat und auch sonst alle Merkmale für eine Magersucht, zum Beispiel das der Körperschemastörung oder einer extremen Kontrolle des Essverhaltens, erfüllt, wird ebenfalls die Diagnose „nicht näher bezeichnete Essstörung" gestellt. Diese Bezeichnung kann den Anschein erweckten, es handele sich um eine Untergruppe von Essstörungen mit geringem Krankheitswert und damit geringerer Behandlungsbedürftigkeit. Dies ist nicht der Fall. Auch diese Essstörungen sind bedrohlich und haben unbehandelt äußerst ernste Folgen.

Jede Essstörung sollte behandelt werden

Wenn ein Psychotherapeut oder ein Arzt bei Ihnen oder bei Ihrem Kind eine Essstörung (Magersucht, Bulimie, Binge-Eating-Störung oder sonstige Essstörung) diagnostiziert hat, sollte nun auf jeden Fall eine psychotherapeutische Behandlung beginnen. Denn Essstörungen sind ein dramatischer Ausdruck für ein gestörtes Verhältnis der Betroffenen zu sich selbst und zu anderen Menschen. Die Symptome sind Zeichen für einen inneren Kampf, der sich meist um das Selbstgefühl, Abhängigkeit und Selbstständigkeit dreht.

Was ist nun mit dem Übergewicht?

Übergewicht wird von vielen ebenfalls als Essstörung betrachtet. Das ist im Allgemeinen falsch, denn Übergewicht kann vielfältige Ursachen haben. Bei 20 bis 40 % der Betroffenen entsteht es aus vorwiegend seelischen Gründen. Außerdem spielen Erbeinflüsse eine bedeutende Rolle, zudem die Zugehörigkeit zur sozialen Schicht (in den unteren Schichten häufiger) und kulturell geprägte Essgewohnheiten. Ob einem Übergewicht eine Essstörung zu Grunde liegt, sollte im Einzelfall mit einem Arzt und einem Psychotherapeuten geklärt werden.

Was ist Adipositas?

Der Begriff Adipositas bezeichnet keine Essstörung, sondern den Ausprägungsgrad von Übergewicht. Die Bezeichnung sagt also nur etwas über das Gewicht an sich aus. Dabei bleibt offen, ob dieses Übergewicht mit gestörtem Essverhalten verbunden ist. Es wird also keine Aussage über das Essverhalten oder bestimmte Einstellungen gemacht.

Wie verbreitet sind Essstörungen?

Essstörungen wie Magersucht und Bulimie betreffen ca. zwei bis fünf Prozent der Frauen im Alter zwischen 14 und 35 Jahren in westlichen Ländern. In Deutschland wird die Zahl der Magersüchtigen auf 150.000 bis 200.000 geschätzt. Die Zahl der Bulimikerinnen ist mindestens ebenso hoch. Diese beiden Erkrankungen betreffen zu ungefähr 95 % Frauen. Essstörungen mit „Fressanfällen“ (Binge-Eating-Störung) sollen bei bis zu 6 % der Bevölkerung vorkommen. Hier ist das Geschlechterverhältnis anders gewichtet. Sie betreffen zu zwei Dritteln Frauen und zu einem Drittel Männer. Magersucht beginnt zumeist zwischen dem 14. und dem 18. Lebensjahr. Bulimie beginnt später, meistens um das 18. Lebensjahr herum.

Viele Menschen essen zu viel und zu fett. Kein Wunder also, dass die Zahl der Übergewichtigen zunimmt.

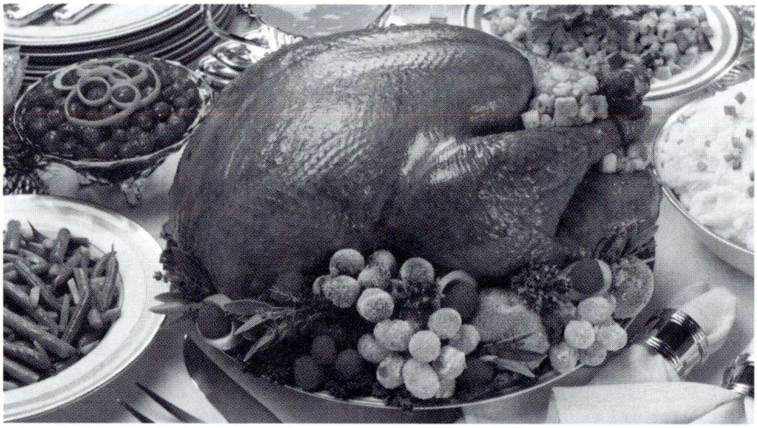

Essstörungen können natürlich auch früher beginnen. Manchmal haben Essstörungen Vorläufer in der Kindheit. Sie können aber auch im späteren Erwachsenenalter auftreten. Das ist allerdings selten der Fall. Eine besondere Phase für die Entstehung der Binge-Eating-Störung (Essstörung mit „Fressanfällen") wird bisher nicht genannt.

Essstörungen werden häufiger

Die Behandlungsfälle an Essstörungen haben in den letzten fünfzehn Jahren zum Teil dramatisch zugenommen. Es entstanden vielerlei Beratungseinrichtungen, Spezialambulanzen und Fachkliniken, um dem Beratungs- und Behandlungsbedarf gerecht zu werden. Immer noch gehören die Essstörungen zu den ambulant am schlechtesten versorgten seelischen Erkrankungen. Es ist sehr wahrscheinlich, dass bei der Bulimie eine echte Zunahme in der Bevölkerung zu verzeichnen ist. Bei der Magersucht ist dies vermutlich auch so. Hier ist allerdings auch die Frage, ob nicht eine erhöhte Sensibilität und eine Zunahme der Behandlungsmöglichkeiten dazu beigetragen haben, dass diese Erkrankung nicht mehr übersehen und ernst genommen wird.

Verzerrte Wahrnehmung

Ungefähr 40 % der Mädchen und weiblichen Jugendlichen zwischen 11 und 19 Jahren mit normalem Gewicht und mit Untergewicht (!) fühlen sich zu dick.

In Westeuropa ist zudem eine große Zahl von Mädchen und jungen Frauen gefährdet, eine Essstörung zu entwickeln. Dies betrifft ca. 8 % der Mädchen zwischen 11 und 13 Jahren und 14 %

der weiblichen Jugendlichen zwischen 14 und 19 Jahren. Ungefähr die Hälfte der Mädchen zwischen 11 und 13 Jahren hat bereits eine Diät gemacht.

Eine Studie der Universität Jena an über 700 Schülerinnen, Schülern, Studentinnen und Studenten aus dem Jahre 2001 zeigte bei ca. 35 % der weiblichen und 12 % der männlichen Befragten ein ausgeprägt gestörtes Essverhalten mit Fastentagen, Diäten, Essanfällen und einem gestörten Körperbild.

Noch weiter verbreitet als die bisher genannten Störungen und in Deutschland mit Sicherheit im Ansteigen begriffen, ist das Übergewicht. Fast jeder zweite Erwachsene ist mittlerweile übergewichtig, fast jeder Fünfte ist adipös, hat also eine BMI über 30. Übergewicht häuft sich in der Altersgruppe zwischen 45 und 64 Jahren, nimmt aber auch bei Kindern und Jugendlichen deutlich zu.

Welche Gruppen sind besonders betroffen?

Magersucht tritt gehäuft in den höheren Sozialschichten auf. Ein eingeschränktes Essverhalten, eine extremes Schlankheitsideal, unangemessene Sorgen um das Gewicht und eine ausgeprägte Unzufriedenheit mit dem eigenen Körper sind in den höheren Sozialschichten verstärkt zu finden und mit den hier auch sonst verbreiteten Werten verbunden. Diese Einstellungen fördern das Diäthalten aus Schlankheitsgründen. Diäthalten aus Schlankheitsgründen wiederum ist ein wesentlicher Vorläufer von Essstörungen. Dies kann man in nichtwestlichen Gesellschaften deutlich sehen. Hier nehmen Essstörungen in dem Maße zu, in dem sich Schlankheitsdiäten verbreiten. Bulimie ist im Vergleich zu Magersucht auch stärker in anderen sozialen Schichten verbreitet.

Gefährdete Gruppen

Bestimmte Gruppen sind besonders gefährdet, eine Magersucht oder Bulimie zu entwickeln. Hierzu gehören Sportlerinnen und Sportler, Ballettschülerinnen, Gymnasiastinnen und Studentinnen.

Auch Übergewicht und Adipositas haben etwas mit der sozialen Schicht zu tun. Sie sind in den unteren sozialen Schichten stärker verbreitet als in den höheren. Dies ist jedenfalls in westlichen Ländern so. In nichtwestlichen, so genannten traditionellen Gesellschaften ist es umgekehrt. Hier gilt viel Essen als Zeichen für einen hohen gesellschaftlichen Status.

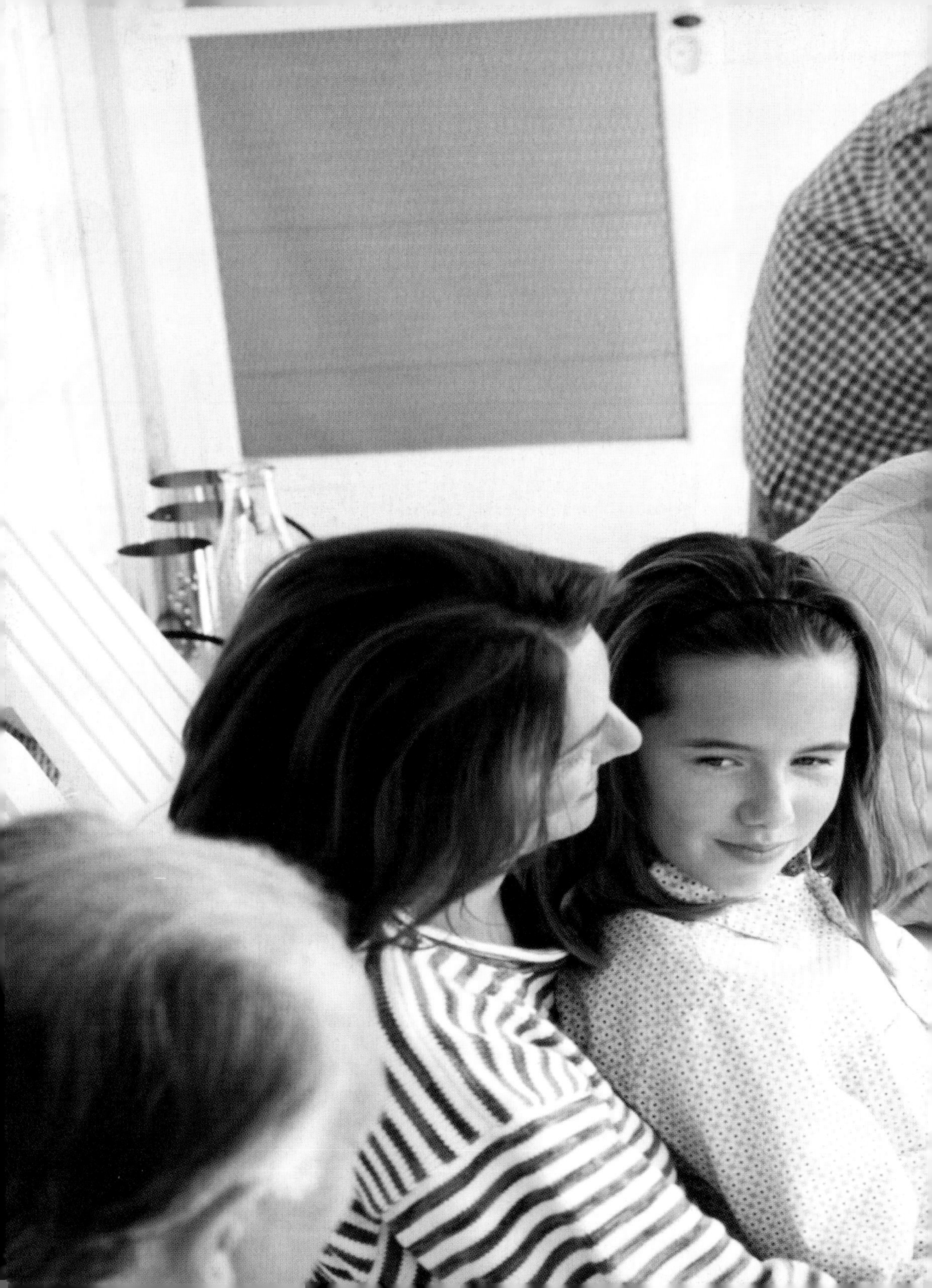

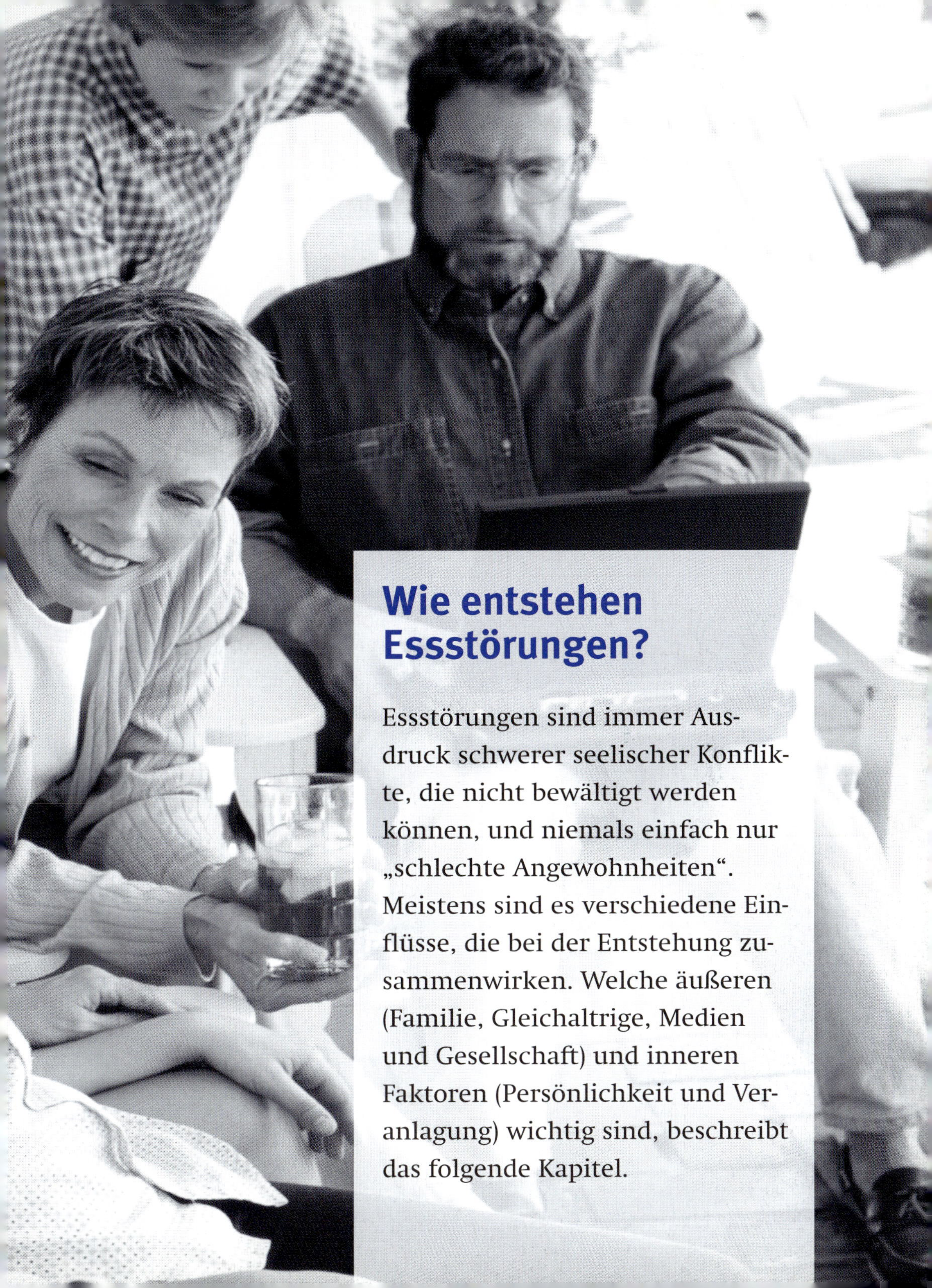

Wie entstehen Essstörungen?

Essstörungen sind immer Ausdruck schwerer seelischer Konflikte, die nicht bewältigt werden können, und niemals einfach nur „schlechte Angewohnheiten". Meistens sind es verschiedene Einflüsse, die bei der Entstehung zusammenwirken. Welche äußeren (Familie, Gleichaltrige, Medien und Gesellschaft) und inneren Faktoren (Persönlichkeit und Veranlagung) wichtig sind, beschreibt das folgende Kapitel.

Welche Einflüsse spielen eine Rolle?

Eine Essstörung entsteht in der Regel durch das Zusammenwirken mehrerer Einflüsse. Hierbei spielen gesellschaftliche Veränderungen – insbesondere veränderte Essgewohnheiten, das Schlankheitsideal und die Rollenanforderungen an Frauen –, Vererbung, die Familie, die Persönlichkeit der Betroffenen sowie die Gruppe der Gleichaltrigen eine Rolle. Welche dieser Faktoren im Einzelfall besonders wirksam sind, muss jeweils untersucht werden. Essstörungen sind keine schlechten Angewohnheiten, bei denen die Betreffenden die freie Wahl haben, sie zu praktizieren oder dies zu lassen. Sie sind in der Regel die Spitze eines Eisbergs von seelischen und zwischenmenschlichen Problemen, für die keine andere Lösung gefunden wird. Ein Teil der hierbei wirksamen Motive ist unbewusst und somit den Betroffenen und anderen Personen nicht ohne therapeutische Hilfe zugänglich.

Der reich gedeckte Tisch

In unserer Gesellschaft können sich die meisten Menschen ihre Nahrung aus einem großen Lebensmittelangebot auswählen und kaufen. Verführerisch verpackt steht diese in einem breiten Angebot und in beliebiger Menge zur Verfügung. Gleichzeitig hat sich durch einen Wandel der Familien- und Arbeitsstrukturen vielfach die Mahlzeitengestaltung verändert. Das tägliche Essverhalten unterliegt trotz gesunder Ernährungsempfehlungen und entsprechenden Möglichkeiten oft sehr großen Schwankungen. Geregelte Mahlzeiten zu festen Zeiten werden seltener. Dies kann dazu führen, dass sowohl Erwachsene als auch Kinder zu schnell, zu viel und zu falschen Zeiten essen oder zu wenig auf ihre Ernährung achten. Hinzu kommt, dass die körperliche Bewegung bei der Arbeit und in der Freizeit abgenommen hat. Infolge dieser Veränderungen ist in Deutschland wie in anderen westlichen Industrienationen das durchschnittliche Körpergewicht der Bevölkerung gestiegen.

Der Diätwahn. Amerikanische Studien belegten in den 60er-Jahren des letzten Jahrhunderts den Krankheitswert der Adipositas und propagierten das Idealgewicht als Norm für eine längere Lebenserwartung. Dies hatte zur Folge, dass innerhalb der letzten Jahrzehnte unzählige Diäten propagiert wurden, die eine schnelle Gewichtsabnahme versprachen. Diese Diätwelle hat vor allem Frauen in allen Schichten erfasst. Die meisten Frauen- und Modezeitschriften werben immer noch mit neuen Diäten. Inzwischen ist jedoch deutlich, dass sich der Stoffwechsel bei wiederholten Schlankheitsdiäten, insbesondere bei Crashdiäten, an eine verringerte Kalorienzufuhr anpasst. Die meisten Menschen nehmen mit einer zunehmenden Anzahl von Diäten immer langsamer ab. Nach Diäten wird zudem schneller zugenommen. Nicht selten steigt das Gewicht dann sogar über das Ausgangsgewicht hinaus an.

Risikofaktor „Diät"

Menschen, die häufig Schlankheitsdiäten durchführen oder eingeschränkt essen, sind viel stärker gefährdet, eine krankhafte Essstörung zu entwickeln, als „Nichtdiäter".

Gelten nur schlanke Frauen als schön und erfolgreich?

Dem Aussehen und dem Körper wird eine zunehmende Bedeutung beigemessen. Frauen und Mädchen werden dabei viel stärker als Männer nach ihrem Erscheinungsbild und ihrer Figur beurteilt. Schlankheit steht im gesellschaftlichen Bewusstsein für Schönheit, Attraktivität, Dynamik und Erfolg. Durch Diäten, Körper- und Fitnesstrainings, Bodystyling, Anti-Aging-Maßnahmen oder chirurgische Eingriffe soll ein möglichst jugendliches Aussehen erreicht werden. Besonders attraktiv scheint eine Figur zu sein, die der eines Mädchens in der Pubertät entspricht. Demgegenüber werden üppige Formen mit einem Mangel an Intelligenz und beruflicher Inkompetenz gleichgesetzt. Die Diskriminierung von Menschen, die nicht der jeweiligen Norm entsprechen, beginnt oft schon im Kindesalter.

Neben dem Schlankheitsdruck sollen vor allem Frauen heute sehr unterschiedlichen Rollenerwartungen gerecht werden. Sie sollen eine gute Mutter, Hausfrau und Geliebte sein, dabei selbstständig, unabhängig und durchsetzungsfähig im Beruf, sich manchmal aber auch anpassen und anderen den Vortritt lassen. Oft fühlen sich Frauen in dem Dilemma, alle diese widersprüchlichen Anforderungen gleichzeitig und möglichst perfekt erfüllen zu müssen. Dies führt zu einer stetigen Überforderung. Frauen mit Essstörungen, vor allem Bulimikerinnen, können sich von diesen Anforderungen innerlich schlechter distanzieren als andere. Sie leiden oft an dem so genannten „Superfrau-Syndrom". Das nach außen dargestellte Bild der Perfektion wird mit der Essstörung „bezahlt".

Dürre Fotomodelle als Vorbild

Darstellungen in den Medien haben einen großen Einfluss auf das Ideal vom eigenen Körper und vom Aussehen, insbesondere bei Frauen und Mädchen. Zudem werden Frauen immer noch vorwiegend wegen ihres Aussehens dargestellt, nicht wegen ihrer Leistungen. In Tageszeitungen, Nachrichten- und Wirtschaftsmagazinen fehlt die Darstellung von Frauen fast völlig. Der Einfluss der Medien ist besonders in der Adoleszenz und im jungen Erwachsenenalter sehr hoch und übertrifft hier oft den der Familie. Das Schlankheitsideal wird hauptsächlich durch Fotos verbreitet. Nicht selten werden extrem untergewichtige Frauen dargestellt, weil deren Aussehen als „exotisch" gilt. Entspricht das eigene Aussehen nicht dem Zeitschriften-Ideal, steigt die Unzufriedenheit mit dem Körper. Sowohl diese Unzufriedenheit als auch Diäten sind wichtige Vorläufer von Essstörungen. Auch bei Menschen, die eigentlich mit ihrem Körper zufrieden sind, kann durch Medieneinflüsse der Wunsch abzunehmen entstehen.

Gruppenzwang

Gleichaltrige spielen in der Entwicklung von Jugendlichen eine wichtige Rolle. Unterstützung, Orientierung und Anerkennung wird zunehmend in dieser Gruppe, der so genannten Peer-Group, gesucht und nicht mehr in der Familie. Die Gruppe der Gleichaltrigen erleichtert so die Ablösung aus der Familie.

Gleichzeitig können hier sehr deutliche oder gar extreme Normen vorgegeben werden. Hier wird festgelegt, was „in“ ist und was nicht. Jugendliche wollen in aller Regel so sein „wie die anderen“, „dazu gehören“. Diese Zugehörigkeit bestimmt sich stark über Aussehen und Kleidung. Hier wird verglichen. Dieses Vergleichen kann sehr rigoros, manchmal erbarmungslos entwertend sein.

Der Anpassungsdruck in Gleichaltrigen-Gruppen und die Tendenz zur Ausgrenzung derer, die sich hier nicht anpassen, ist oft sehr stark. Schon bei 8- und 9-Jährigen ist das Gewicht ein entscheidender Einflussfaktor für das Selbsterleben. Schlanke Mädchen erleben sich als hübscher, beliebter und erfolgreicher. Oft wird es Jugendlichen und jungen Erwachsenen erst mit der Zeit möglich, einen Mittelweg zwischen Eigenständigkeit und Anpassung an die Gruppenzugehörigkeit zu finden. Untersuchungen zeigen, dass erlebter Druck von Gleichaltrigen in Bezug auf Schlankheit und Diäthalten und entsprechende soziale Vorbilder eng mit der Entstehung von Essstörungen verbunden sind.

„Ich will nicht erwachsen werden“

Essstörungen entstehen häufig in die Entwicklungsphase zwischen der Kindheit und dem Erwachsenenalter, also ungefähr zwischen dem 12. und dem 20. Lebensjahr. Dieser Lebensabschnitt wird als Adoleszenz bezeichnet. Die frühe Phase der Adoleszenz, in der die wesentlichen Veränderungsprozesse des Körpers stattfinden, wird Pubertät genannt. Dass die Adoleszenz insbesondere Mädchen für die Entwicklung von Essstörungen verletzlich macht, hat eine Reihe von Gründen.

Risikofaktor „frühe Pubertät“

Ein sehr frühes Einsetzen der Pubertät kann zu Unsicherheiten und Verstörungen führen und ist ein Risikofaktor für die Entstehung von Essstörungen, insbesondere von Bulimie.

Gerade für Mädchen verändert sich in der Pubertät das äußere Erscheinungsbild gravierend. Diese Veränderungen sind sichtbarer als bei Jungen. Die Hüften und Oberschenkeln werden runder, die Menstruation setzt ein. Hierbei sind hormonelle Veränderungen (Anstieg des Östrogen- und Progesteronspiegels) wesentlich, die bisweilen zu erheblichen Stimmungsschwankungen führen können.

Der neue, erwachsen werdende Körper muss nun in das Bild von der eigenen Person insgesamt integriert werden. Hierbei werden Zeiten von Unzufriedenheit und Unsicherheit durchschritten. Adoleszente beobachten sich häufiger selbst und sehen ihr Aussehen kritischer als Kinder oder Erwachsene. Das Empfinden von Scham und Peinlichkeit nimmt in dieser Phase generell zu. Es dehnt sich auf viele Bereiche aus und wird oft am Aussehen festgemacht. Diäten können als „Lösung“ für die Unzufriedenheit angesehen werden. Mit Diäten kann die Körperform beeinflusst werden. Ist die Gewichtsabnahme stark, so hört auch die Monatsblutung auf. Das Hungern kann auf diese Weise ein Gefühl von Macht über den sich verändernden Körper vermitteln und in eine Essstörung hineinführen.

Die körperlichen Veränderungen rückgängig machen

„Meine Pubertät fing ziemlich früh an. Ich hatte schon mit zehn Jahren meine Regelblutung. Ich wurde runder, bekam einen Busen, wurde auch dicker, an den Beinen, an den Hüften, am Po. Ich war die erste von meinen Freundinnen. Ich wollte das Ganze nicht. Ich wäre am liebsten im Boden versunken, so habe ich mich geschämt. Die Jungen haben schon gelästert. Ich hab dann heimlich auf dem Schulklo geheult. Auch meinen Eltern hätte ich am liebsten nichts gesagt. Als ich zwölf war, hab' ich weniger gegessen. Ich hab' das in einer Zeitschrift gelesen. Meine Mutter macht auch manchmal Diät, fünf Tage nur Sauerkraut.
Zuerst hab' ich die Schokolade weggelassen, dann Butter und Margarine, später auch Käse und Wurst. Schließlich hab' ich nur noch Obst, rohes Gemüse und Magerjoghurt gegessen und Mineralwasser getrunken. Ich merkte, wie mein Körper sich veränderte. Langsam wurde ich dünner. Ich konnte alles verändern; was vorher passiert war, rückgängig machen. Ich war nicht mehr hilflos. Vorher hatte ich das Gefühl, mein Körper macht mit mir, was er will. Jetzt war ich wieder Herrin im Hause, sozusagen. Zuerst sagten alle, „du sieht aber gut aus“. Dann sagten sie nichts mehr, guckten nur noch komisch. Meine Monatsblutung kam nicht mehr. Ich konnte mir wieder Hosen in Kindergröße kaufen. Den BH brauchte ich auch nicht mehr. Ich war in der Magersucht drin. Jetzt hatte mich der Zwang zu hungern im Griff.“

Teufelskreis der Magersucht

Bei der Magersucht werden Konflikte um das Selbstwertgefühl, um Verselbstständigung und Eigenständigkeit sowie um die Annahme und Gestaltung der weiblichen Entwicklung am Essen und am Körper „abgehandelt“. Das Abmagern soll das Selbstwertgefühl heben, eine Abgrenzung von der Familie und von anderen Personen erlauben und die Unsicherheitsgefühle eingrenzen, die mit der weiblichen Entwicklung verbunden sind. Das Abmagern auf einen Zustand vor der Pubertät mit dem Aussetzen der Regelblutung und dem Verschwinden der Rundungen verschafft den Betroffenen ein bisher nicht gekanntes Gefühl von Besonderheit, Überlegenheit und Unabhängigkeit. Gleichzeitig entgleisen die Regulierung von Hunger und Sattheit sowie wichtige Stoffwechselprozesse. Die Körperwahrnehmung wird zunehmend verzerrter, Stimmungsschwankungen nehmen ebenso zu wie die soziale Isolierung. Die Konflikte verstärken sich, statt abzunehmen, zum Beispiel die Abhängigkeit von der Familie oder die Angst vor dem Frauwerden.

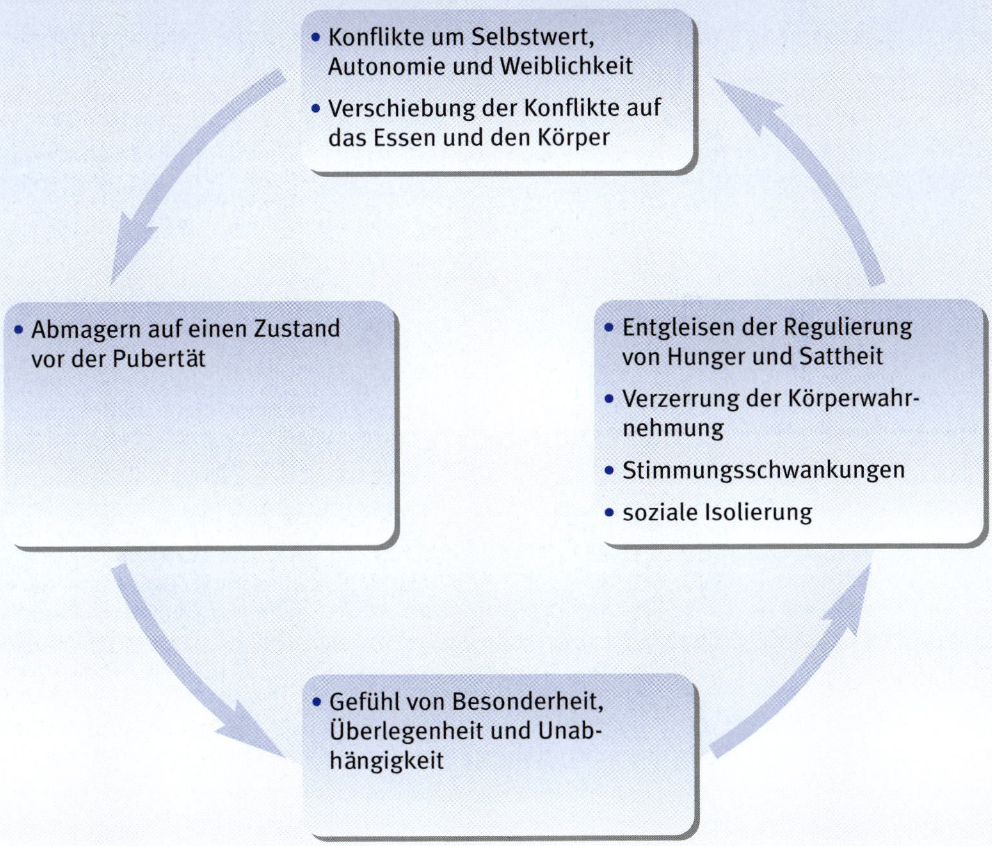

Sich von den Eltern trennen

In der Adoleszenz schwankt das eigene Selbstwertgefühl oft stark und wird in hohem Maße von der äußeren Erscheinung abhängig. Umgekehrt wird auch versucht, Probleme mit dem Selbstwertgefühl über die äußere Erscheinung zu lösen. Die Abhängigkeit des Selbstwertgefühls von der äußeren Erscheinung kann durch familiäre Einflüsse, die Gleichaltrigengruppe und Medien verstärkt werden.

Adoleszenz ist die Zeit der äußeren Ablösung vom Elternhaus. Mit Eltern und Geschwistern wird weniger Zeit verbracht. Beziehungen außerhalb der Familie werden gesucht. Zwischen Eltern und Jugendlichen entstehen neue Grenzen. Eltern müssen lernen, die Selbstständigkeit der Jugendlichen und jungen Erwachsenen zu respektieren. Dies ist für alle Eltern ein Umstellungsprozess. Die bisherige Vertrautheit in der Familie lockert sich. Dies ist neben anderen Gefühlen auch mit solchen von Trauer und Verlust verbunden. Auch Jugendlichen empfinden diese Gefühle zeitweise. Magersucht kann ein Versuch sein, diesen Konflikt zu lösen. Hier kann die Trennung über die Verweigerung des Essens ausgedrückt werden.

Von Jugendlichen kann aber auch mehr Autonomie erwartet werden oder diese können mehr Autonomie von sich erwarten, als sie einlösen können. Dies kann zu nicht eingestandenen oder von den Eltern unbemerkten Überforderungen führen. Diese wiederum können das Selbstwertgefühl negativ beeinflussen. Hier kann sich eine so genannte Pseudo-Autonomie entwickeln. Die Bedürfnisse nach Versorgung und Zuwendung werden unterdrückt. Hier kann dann das Essen als Trost eingesetzt werden, wie es bei der Bulimie oder der Essstörung mit „Fressanfällen“ (Binge-Eating-Störung) der Fall ist, um den äußeren Schein der Selbstständigkeit zu wahren.

In der Adoleszenz verändern sich die von der Familie geprägten Wertvorstellung und Ideale. Auch hier finden Trennungs- und Verselbstständigungsprozesse statt. Dabei können Jugendliche sehr hohe Ideale an sich selbst entwickeln, z. B. perfektionistische Leistungsideale, die auch auf den Körper und das Aussehen übertragen werden.

Angst vor sexuellen Gefühlen

Sexuelle Gefühle, sexuelles Erkundungsverhalten und Annäherungen an das andere Geschlecht bringen Unsicherheiten mit sich. Die Empfindlichkeit gegenüber Zurückweisungen und Kränkungen ist in der Adoleszenz oft sehr hoch. Die eigene Identität als sexuelles Wesen muss sich in dieser Phase noch festigen.

Durch eine Magersucht werden diese Entwicklungen körperlich und zum großen Teil auch seelisch und sozial rückgängig gemacht. Mit der Magersucht kehrt der Körper auf ein Stadium vor der Pubertät zurück. Die Menstruation bleibt aus, die weiblichen Rundungen bilden sich zurück, sexuelle Gefühle und Interessen verschwinden. Angst und Unsicherheiten werden so vermieden.

Der schwierige Schritt vom Mädchen zur Frau

Bulimikerinnen gehen demgegenüber in die Unsicherheiten des Erwachsen- und Frauwerdens hinein. Sie wollen attraktiv sein und haben im Gegensatz zu Magersüchtigen häufig auch Partnerschaften. Sie sind hier oft sehr unsicher, weil sie zwischen dem Anspruch, unabhängig, stark, attraktiv und leistungsfähig zu sein, und dem Wunsch nach Zuwendung und Bestätigung hin und her gerissen sind. Während Magersucht oft in der Anfangs- und Mittelphase der Adoleszenz mit den ersten Verselbstständigungsschritten beginnt, treten Bulimien häufig in der Zeit des Hineintretens in die Erwachsenenwelt auf. Hier geht es darum, sich außerhalb des gewohnten familiären Rahmens und der Gleichaltrigengruppe zu präsentieren und zu bewähren. Dabei spielen Aussehen und Körper eine bedeutende Rolle: Wie wirke ich auf andere? Wie komme ich an? – Das sind sowohl bei Partnerschaften als auch bei der Darstellung von Leistungen in Schule, Studium, Ausbildung und Beruf entscheidende Fragen. Unsicherheiten und Versagensängste können gerade in diesen Situationen auf den Körper und das Aussehen verschoben werden oder sich mit hier bestehenden Unsicherheiten verbinden.

Teufelskreis der Bulimie

Bei der Bulimie werden die Grundkonflikte um den Selbstwert, die emotionale Nähe und Weiblichkeit auf das Essen und den Körper verschoben. Um dem gesellschaftlichen und eigenen Weiblichkeitsideal zu entsprechen, halten die Betroffenen Diät. Die Einschränkung des Essens wiederum führt zu Essanfällen, aufgrund von Hungergefühlen und emotionalen Spannungszuständen. Die Essanfälle sowie die gegensteuernden Maßnahmen, wie z. B. das Erbrechen, beruhigen diese Spannungszustände vordergründig. Sie führen aber zu einem Entgleisen der Regulierung von Hunger und Sattheit und eventuell zu Stoffwechselstörungen. Zudem entstehen Gefühle von Scham, Schuld, Ekel, Minderwertigkeit und Unattraktivität. Hierdurch werden die Konflikte, die in die Bulimie hineinführten, verstärkt.

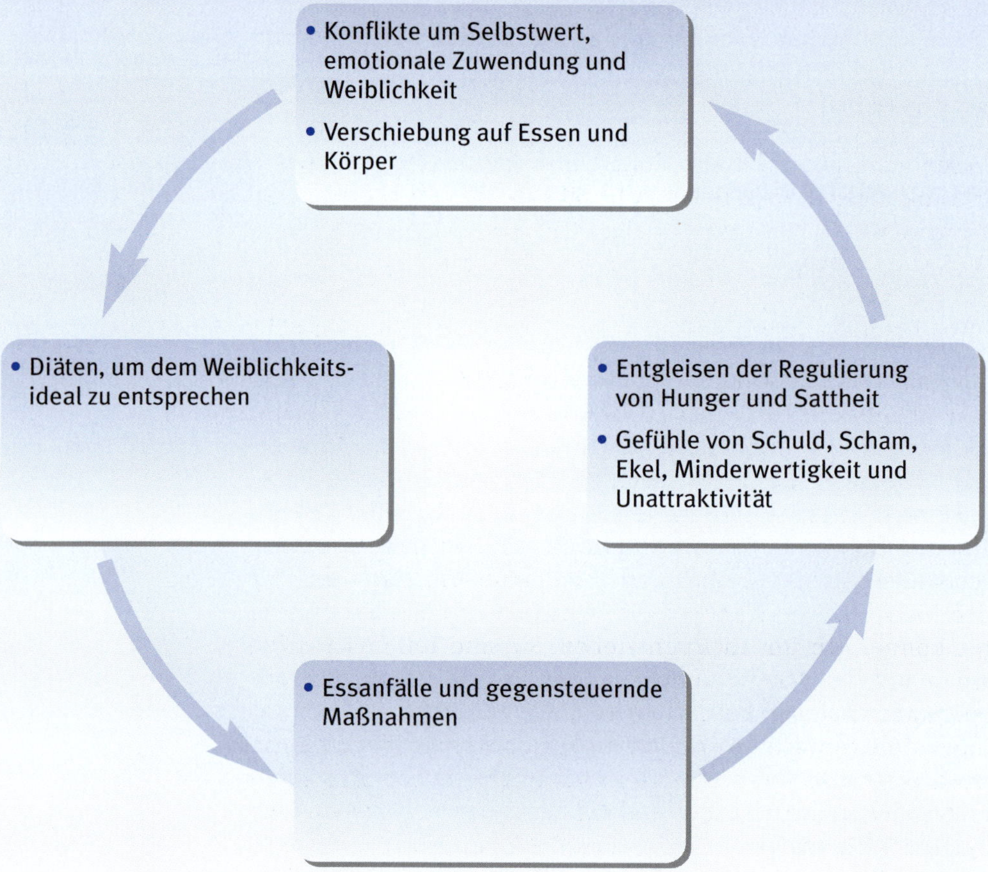

Die Familie – Stütze und Einengung zugleich

Die Familie hat oft einen wesentlichen Einfluss auf die Entwicklung und die Bewältigung von Essstörungen. Dass ist aber nicht immer der Fall. Von einer Essstörung kann nicht automatisch auf gestörte Familienbeziehungen geschlossen werden, weil Essstörungen in der Regel durch das Zusammenwirken mehrerer Einflüsse bedingt sind. Zudem wirken sich Essstörungen oft einschneidend auf das Familienleben aus. Dass die Familie bei der Entwicklung und Bewältigung von Essstörungen jedoch überhaupt keinen Einfluss hat, ist selten der Fall.

Ist die Familie schuld?

Werden familiäre Einflüsse auf die Entwicklung von seelischen Erkrankungen dargestellt, steht häufig die Schuldfrage im Raum: Sind Mutter, Vater, Bruder, Schwester, Großmutter oder Großvater oder vielleicht alle zusammen schuld an der Magersucht, der Bulimie, den Fressanfällen oder dem Übergewicht? In diesem einfachen Sinne ist die Familie natürlich nicht schuld.

Die Familie ist ein Beziehungssystem, in dem sich alle Mitglieder wechselseitig beeinflussen und äußere Einflüsse verarbeiten müssen. Kinder mit ihren Persönlichkeiten prägen das Zusammenleben sehr stark. Dennoch ist der Einfluss von Eltern auf Kinder zumindest in den ersten 15 Lebensjahren in der Regel stärker als umgekehrt. Als Eltern haben wir alle unsere Stärken und Schwächen, unsere Möglichkeiten und Grenzen, die sich im Verlaufe unseres Lebens entwickelten. Diesen Prägungen können wir uns nicht entziehen. Sie sind Teil unserer Person geworden. Dementsprechend empfinden und tun wir viele Dinge automatisch, weil sie unserem Charakter eben entsprechen. Wie sich diese Verhaltenweisen auswirken, ist oft nicht absehbar, zumal wenn andere Einflüsse hinzukommen. Oft sind auch nicht so sehr die einmaligen oder hervorstechenden Ereignisse wirksam, sondern die täglichen Abläufe, Gewohnheiten und die hier gezeigten Eigenarten. Unsere Kinder werden hierdurch automatisch geprägt.

Teufelskreis Binge-Eating-Störung

Bei der Binge-Eating-Störung steht das Körperbild nicht so im Vordergrund wie bei der Magersucht und der Bulimie. Hier werden emotionale Spannungszustände auf das Essen verschoben. Dies führt zu Essanfällen, aber nicht zu gegensteuernden Verhaltenweisen wie bei der Bulimie. Die Regulierung von Hunger und Sattheit entgleist, und es kann zu Stoffwechselstörungen durch Fehlernährung kommen. Gefühle von Schuld, Scham und Ekel verstärken die Konflikte um emotionale Zuwendung, Autonomie und Selbstwert sowie andere emotionale Spannungszustände.

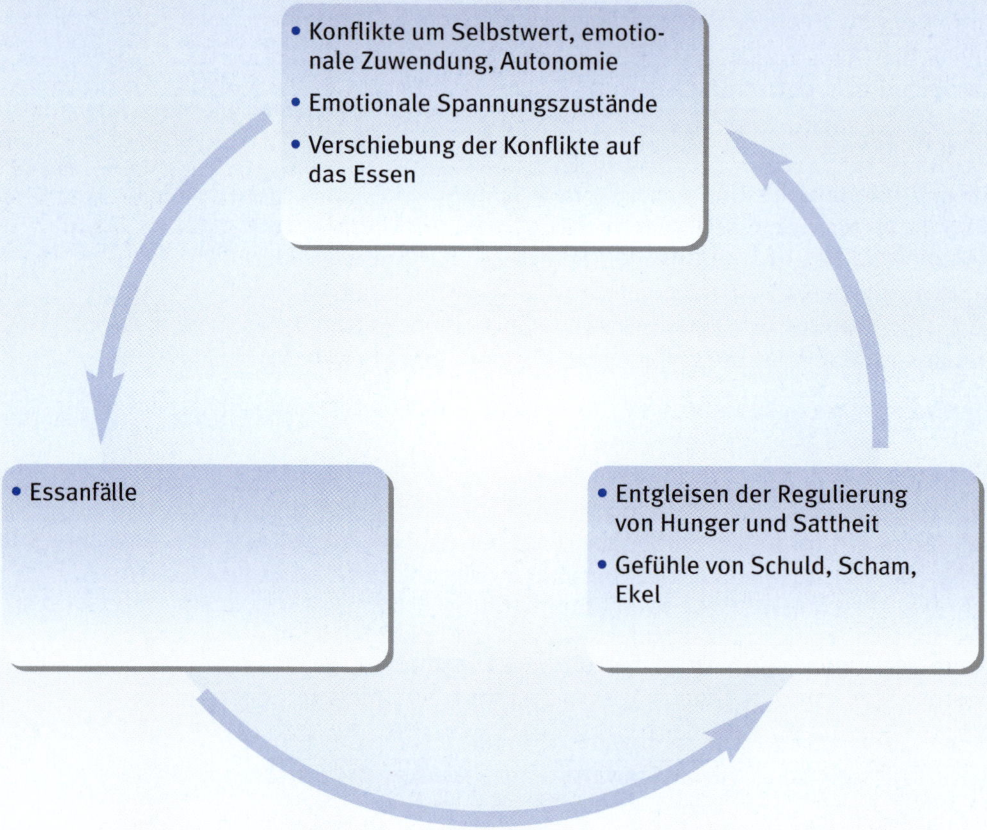

Die Familien können bei der Bewältigung von Essstörungen sehr hilfreich sein, indem sie Unterstützung und Rückhalt bieten, das Selbstwertgefühl der Betroffenen stärken und eine angemessene Selbstständigkeit fördern. Zudem ist es für die Betroffenen hilfreich, wenn sie sehen, dass sich auch ihre Eltern und Geschwister in ihren Verhaltensweisen verändern. Wie in anderen Lebenskrisen, liegt auch im Auftreten von Essstörungen eine Chance, das Bisherige zu überdenken, Einseitigkeiten und Fehlentwicklungen zu korrigieren. Das gilt auch für die Familie. Untersuchungen zeigen, dass diejenigen Essstörungen einen ungünstigen Verlauf haben, bei denen sich die familiären Beziehungen nicht ändern, bei denen vor allem keine angemessene Ablösung von der Familie erfolgt.

Vom konstruktiven Umgang mit Schuldgefühlen

Wenn Sie als Eltern Schuldgefühle haben, weil Ihr Kind eine Essstörung entwickelte, ist das ganz natürlich. Verantwortungsgefühle und auch Schuldgefühle gehören zum menschlichen Dasein. Diese sollten, wie alle anderen Gefühle auch, als wichtige Signale für das Zusammenleben anerkannt werden. Versuchen Sie nicht, diese Gefühle wegzudrücken, sondern klären Sie sie Punkt für Punkt mit allen Beteiligten, zum Beispiel im Rahmen einer Therapie. Oft stellt sich heraus, dass für unsere Kinder andere Dinge belastend waren als die, für die wir uns als Eltern verantwortlich oder schuldig fühlen. Das völlige Fehlen von Verantwortungs- oder von Schuldgefühlen ist eher als problematisch anzusehen. Es zeigt, dass bestimmte zu einer erwachsenen Persönlichkeit gehörende Fähigkeiten nicht angemessen ausgebildet wurden oder sehr stark verdrängt werden. Nehmen Sie Ihre Gefühle von Verantwortung oder Schuld als Anstoß zur Klärung und Veränderung, aber lassen Sie sich nicht von ihnen überrollen oder lähmen.

In Familienbande verstrickt

Familienbeziehungen können an der Entstehung von Essstörungen wesentlich beteiligt sein. Die Balance zwischen wechselseitiger Bezogenheit, dem Gefühl der Zusammengehörigkeit einerseits und der Selbstständigkeit, dem Verfolgen eigener Ziele und Interessen andererseits ist in betroffenen Familien oft gestört. Essstörungen sind vielfach Ausdruck eines Verselbstständigungsdramas. Zum Beispiel kann eine Magersucht ein unbewusster Versuch sein, sich von den Eltern radikal abzugrenzen, ohne sich offen mit diesen auseinander zu setzen, weil die familiären Bindungen sehr eng sind. Bulimie kann der Versuch sein, sich Zuwendung zu holen, die bisher vermisst wurde, oder Wut auszudrücken, die man sich nicht offen zu äußern traut.

Familienbeziehungen können andere Einflüsse, die zur Entstehung von Essstörungen führen, verstärken oder abschwächen. Jugendliche, die sich durch eine Essstörung an die Normen von Gleichaltrigen anzupassen versuchen, können durch eine kritische oder sehr leistungsorientierte Einstellung ihrer Eltern noch stärkere Selbstwertzweifel bekommen und die Essstörung verstärken. Angemessene Bestätigung und Anerkennung in der Familie kann den Selbstwertzweifeln entgegenwirken. Eine offene Familienatmosphäre, in der unterschiedliche Gefühle und Interessen ihren Platz haben, unterstützt die Bewältigung von Konflikten in der Schule, am Ausbildungsplatz oder mit Gleichaltrigen.

Familienbeziehungen können die Bewältigung und Veränderung einer Essstörung erleichtern oder erschweren. Den Umgang mit der Essstörung erleichtern in der Regel direkte, klare, nicht abwertende Rückmeldungen und Stellungnahmen. Auch Gefühle von Besorgnis oder Ärger sollten in einer nicht entwertenden Form deutlich gemacht werden. Ein völliges Ignorieren der Essstörung oder deren Bagatellisieren kann dazu führen, dass die Betroffenen ihre Einstellung nicht verändern und sich die Essstörung verfestigt. Auf der anderen Seite können dauernde Streitigkeiten und Entwertungen das Verharren in der Essstörung verstärken.

Die Atmosphäre am Esstisch ist verkrampft

Umgekehrt können sich auch die Familienbeziehungen und Partnerschaften durch Essstörungen drastisch verändern. Oft drehen sich die Gespräche und Gedanken nur noch um das Essen. Eine Magersucht kann jeden Versuch, gemeinsam zu essen, für alle Beteiligten zur Qual und zum Ärgernis werden lassen. Eltern und Geschwister von Bulimikerinnen ärgern sich über leer gegessene Kühlschränke, gestohlene Schokoladentafeln, den Geruch von Erbrochenem im Bad, Spritzer in der Toilette und auf den Fliesen. Manchmal explodieren sie. Dann wiederum trauen sie sich nicht, etwas zu sagen, weil die Betreffende ja „krank“ ist. Die Atmosphäre wird angespannt, Gespräche sind gezwungen oder werden allmählich ganz umgangen; Sorgen und Gefühle werden ausgeklammert. Die Kontakte verflachen, bis dahin, dass sich die Familie oder der Freundes- und Bekanntenkreis aufsplittert. Eltern und Geschwister werden von Nachbarn, Freunden und Verwandten angesprochen und können sich wie am Pranger fühlen.

An der Essstörung ist die Familie direkt und indirekt beteiligt:

- Sie beeinflusst das Essverhalten, sowie die Einstellung zum Körper, zur Figur und zum Aussehen direkt.
- Sie beeinflusst indirekt das Selbstwertgefühl, das Gefühl von Selbstständigkeit und Selbstwirksamkeit sowie die Fähigkeit, mit anderen in Beziehungen zu treten.

Die Familie prägt

Familienmitglieder entwickeln eine Ähnlichkeit in der Einstellung zu Nahrungsmitteln, in dem, was sie mögen und was sie ablehnen oder eklig finden. Diese Vorlieben und Abneigungen wirken oft langfristig. In der Adoleszenz werden die familiären Gewohnheiten häufig abgelehnt. Im späteren Lebensalter oder in Situationen außerhalb der Familie, wird dann wieder auf sie zurückgegriffen.

Die Weitergabe des gezügelten Essverhaltens. Gestörte Einstellungen zum Essen bei Müttern stehen in einem deutlichen Zusammenhang mit Essstörungen bei Töchtern. So wird das „gezügelte", das heißt übermäßig kontrollierte Essverhalten von

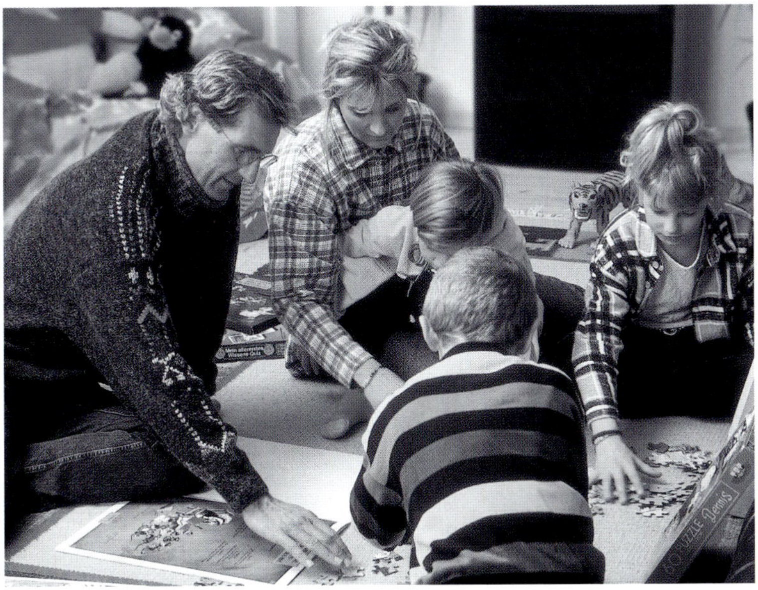

Die Beziehungen in der Familie sind wichtig für das seelische Wohlbefinden.

Die direkten Einflüsse der Eltern

Insgesamt scheinen ein sehr kontrolliertes, rigides Essverhalten bei den Eltern, eine starke Beschäftigung mit Gewicht, Diät, Schlankheit und Aussehen, eine kritische Einstellung zum Aussehen der Töchter mit entsprechenden Abwertungen und eine Neigung zu Übergewicht oder zu Substanzmissbrauch die Entstehung von Essstörungen zu fördern.

Müttern an Töchter weitergegeben. Mütter essgestörter Töchter beginnen selbst in früherem Alter, Diät zu halten, als andere. Sie neigen zudem dazu, ihre Töchter – unabhängig von deren Gewicht – zum Abnehmen zu drängen. Setzen Mütter Essen als Mittel gegen Langeweile und unangenehme Gefühle ein, so fördert dies anscheinend bulimisches Essverhalten bei den Töchtern.

Von der Körperunzufriedenheit zur Bulimie. Generell finden sich in Familien Essgestörter eine stärkere Körperunzufriedenheit, sowie eine stärkere Betonung von sozialem Ansehen und Leistung, als in Familien Nichtessgestörter. Eltern von Bulimikerinnen beschäftigen sich oft übermäßig mit Gewicht und Aussehen. In Familien Essgestörter, insbesondere von Bulimikerinnen, finden sich häufiger kritische oder abwertende Kommentare zu Figur, Gewicht und Essverhalten als in Vergleichsgruppen. Essstörungen und Übergewicht gibt es in Familien Essgestörter häufiger. In Familien bulimischer Patientinnen zeigte sich zudem eine verstärkte Neigung zu Substanzmissbrauch und Sucht.

Zum Vielessen gedrängt. Auch bei übergewichtigen Kindern konnten familiäre Einflüsse auf das Essverhalten festgestellt werden. Zum Beispiel aßen solche Kinder in einer Untersuchung in Gegenwart ihrer Mütter schneller und nahmen größere Portionen zu sich als Normalgewichtige. Dieser Unterschied trat nicht mehr auf, wenn die Mütter nicht anwesend waren. In Therapien kann man beobachten, dass diese Kinder zum Essen gedrängt werden und die Familien dazu neigen, viel und „Kräftiges“ auf den Tisch zu bringen. Gleichzeitig findet sich nicht selten ein Mangel an Bewegung, auch bei den Eltern.

So beeinflusst Sie Ihre Familie

Familiäre Einflüsse wirken sich, wie oben bereits erwähnt, auch indirekt auf das Essverhalten und die Einstellung zum eigenen Körper aus. Dies geschieht über das Selbstwertgefühl und über das Autonomiegefühl, also das Gefühl, sich selbst steuern zu können und unabhängig zu sein. Essgestörte versuchen, Probleme in beiden Bereichen über das Essen und das Aussehen zu regulieren. Zudem können sich die Probleme in beiden Bereichen wechselseitig verstärken.

Wut, Trauer und Freude ausdrücken

Menschen suchen beim Empfinden und Ausdrücken von Gefühlen nach einer Reaktion, einer Antwort bei anderen. Das heißt, wenn ein Kind traurig, fröhlich oder wütend ist, lebt es nicht nur seine Gefühle aus, sondern achtet auch genau darauf, wie seine Eltern auf seine Gefühlsäußerungen reagieren. Bleibt eine angemessene Antwort bei bestimmten Gefühlen immer wieder aus, lernt das Kind, sie mit sich selbst auszumachen oder aber, sie zu verdrängen, sodass sie gar nicht mehr oder nur noch grob spürbar sind. Gleichzeitig wird gelernt, dass diese Gefühle und damit dieser Teil der eigenen Person, „unpassend", „unangenehm", „nicht berechtigt" oder „nicht erwünscht" sind. Eine angemessene Reaktion auf Gefühlsäußerungen bedeutet, dass diese wahrgenommen und ernst genommen werden. Wenn wesentliche eigene Gefühle nicht mehr gespürt werden dürfen, wird das Gefühl des eigenen Wertes und auch der Autonomie beeinträchtigt.

In Familien anorektischer Patientinnen ist der Ausdruck von Gefühlen oft gedämpft und zurückhaltend. Der direkte Ausdruck von Wut und Ärger wird hier häufig vermieden. In Familien bulimischer Patientinnen ist der Ausdruck von Gefühlen oft heftiger. Hier fehlen allerdings oft die „leisen Töne". So genannte weichere Gefühle wie Angst oder Traurigkeit werden hier oft nicht angesprochen, während Ärger oder Wut gezeigt werden.

Essstörung als „Ausweg"

In einer Essstörung suchen in der Regel abgewehrte Wünsche und Gefühle ihren Ausdruck. Essen kann als Beruhigung oder Trost eingesetzt werden. Im Erbrechen kann sich Wut ausdrücken, im Hungern der Wunsch, selbstständig zu sein, über sich selbst bestimmen und die inneren Vorgänge in der eigenen Person kontrollieren zu können.

Selbstständig werden und sich trotzdem geborgen fühlen

Familien essgestörter Patientinnen scheinen oft Probleme damit zu haben, die Selbstständigkeit der Betroffenen angemessen zu fördern. Es kommt hier zu bindenden Verhalten, wenn eigentlich Unabhängigkeit ermutigt werden sollte, und zu wenig Unterstützung, wenn diese eigentlich angeboten werden sollte.

Enge Bindungen bei Magersüchtigen. In Familien magersüchtiger Patientinnen findet sich eher eine zu starke Kontrolle und Bindung. Die Eltern haben hier oft Schwierigkeiten, die Betroffenen eigene Wege gehen und sich erproben zu lassen. Die Betroffenen selbst klammern sich auch immer wieder an ihre Familie. Wünsche nach Selbstständigkeit, Durchsetzung eigener Interessen und Wünsche rufen hier oft Schuldgefühle hervor. Magersüchtige empfinden sich oft als einflusslos und ohnmächtig.

Die Pseudo-Autonomie der Bulimikerinnen. In Familien bulimischer Patientinnen ist oft eine zu starke Betonung der Autonomie zu beobachten, eine „Pseudo-Autonomie", mit der die Betroffenen überfordert sind, ohne dies nach außen zu zeigen. Manchmal spüren sie es selbst auch nicht mehr.

Offen streiten oder alles unter den Teppich kehren?

Der Umgang mit Konflikten ist ein weiterer entscheidender Faktor, der zur Entwicklung von Essstörungen beitragen kann. In Familien magersüchtiger Patientinnen findet man eher eine Tendenz, offene Konflikte und Auseinandersetzungen zu vermeiden. Das Bedürfnis nach Harmonie und Schonung ist hier oft recht ausgeprägt. Auf aggressive Empfindungen und Äußerungen, die im menschlichen Leben unvermeidlich sind, wird mit starken Schuldgefühlen reagiert. In Familien bulimischer Patientinnen findet man häufig eine andere Tendenz. Hier sind nicht selten heftige impulsive Äußerungen und offene Konflikte zu beobachten. Wegen der Impulsivität können sie aber ebenfalls nicht zu einer Lösung geführt werden. Auch zuviel Essen ohne Erbrechen kann ein Versuch sein, mit Konflikten fertig zu werden, ohne diese direkt ansprechen und austragen zu müssen. Das so genannte Frustfressen stellt sich z.B. bei unterdrückten Wutgefühlen ein.

Wenn der familiäre Leistungsanspruch zu hoch ist

Schließlich beeinflusst auch der Umgang mit Normen das Essverhalten. Dies ist wiederum besonders deutlich bei Mager-

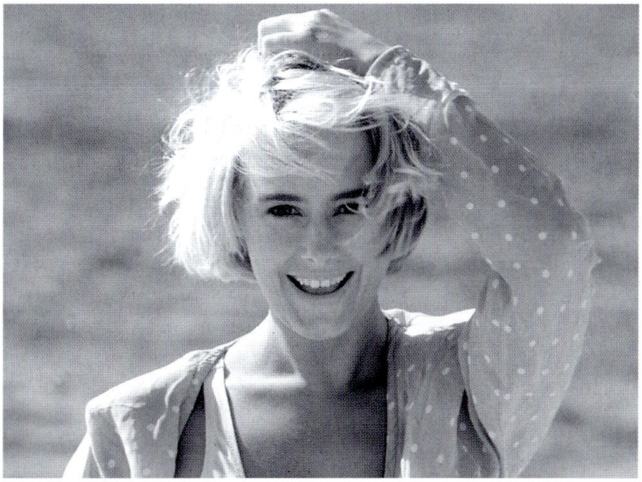

süchtigen und Bulimikerinnen. In den Familien beider werden Leistung und Perfektion sowie der nach außen gemachte Eindruck oft sehr betont. Essgestörte leiden häufig unter dem Gefühl, ihren eigenen Ansprüchen nicht genügen zu können. Deshalb empfinden sie sich oft als minderwertig und als nicht in der Lage, sich selbst zu kontrollieren. Perfektion und Leistungsorientierung drücken sich auch in dem Streben nach Schlankheit aus. Schlanksein heißt, dass man sich im Griff hat, leistungsfähig ist und sich sehen lassen kann. Die extreme Abmagerung wird von den Betroffenen ebenfalls oft als Leistung, als Fähigkeit zur Selbstkontrolle angesehen.

Sind Sie selbstbewusst oder eher unsicher?

Der familiäre Leistungsanspruch vermittelt sich nicht immer direkt, indem Leistung besonders hervorgehoben oder belohnt bzw. schlechte Leistung kritisiert oder bestraft wird. Oft wird Leistung einfach „gelebt". In Familien Magersüchtiger sind zudem oft Verzicht und Opferbereitschaft wichtig. Derartige Einstellungen sind häufig über mehrere Generationen tradiert und in den betreffenden Familien spielen die Großeltern eine wichtige Rolle.

Ihre Persönlichkeit ist wichtig

Essstörungen sind mit einem gestörten Verhältnis zur eigenen Person verbunden. Dies ist in der Regel nicht nur die Folge des gestörten Essverhaltens. Das gestörte Verhältnis zur eigenen Person geht der Essstörung oft voraus oder entwickelt sich in wechselseitiger Beziehung mit ihr. Das ist insbesondere in der Adoleszenz der Fall. Natürlich verstärken Essstörungen diese Probleme oft nochmals erheblich.

Menschen, die eine Essstörung, insbesondere Magersucht und Bulimie, entwickeln, leiden häufig unter Selbstwertkonflikten, Perfektionismus, Gefühlen von Macht- und Einflusslosigkeit sowie sozialer Unsicherheit. Und sie haben Probleme, die eigenen Gefühlszustände zu erkennen und auszudrücken. Diese einzelnen Probleme werden im Folgenden erläutert und mit Beispielen veranschaulicht.

> **Kleine Fehler werden zur Katastrophe**
>
> „Gestern wurde ich von meinem Chef kritisiert. Ich hatte bei einer Tabelle die Überschrift vergessen. Ingesamt hatte ich 26 Tabellen gemacht. Die anderen waren alle in Ordnung. Er hat es eigentlich nicht böse gesagt, mehr scherzhaft, aber ich hab' mich wahnsinnig geärgert, dass mir das passiert ist. Dann sagte meine Kollegin auch noch: „Du hast ja eine Laufmasche an der linken Wade." Das war mir wahnsinnig peinlich. Ich hab mich richtig geschämt. Ich hatte das tatsächlich auch übersehen. Die Laufmasche war auch nicht groß. Ich war dann froh, als ich abends in meiner Wohnung war und keinen mehr sehen musste. Dann habe ich erstmal nachgesehen, was im Kühlschrank ist, und dann ging es los ... Nach dem Erbrechen habe ich dann Kamillentee getrunken. Dann hab' ich geschlafen. Ich war irgendwie ruhiger. Jetzt ist mir das mit dem Fressanfall natürlich peinlich."

Fühlen Sie sich schwach und schutzlos?

Das Selbstwertgefühl ist oft herabgesetzt und „störungsanfällig". Auch vorsichtige Kritik, kleinere Fehler und geringe Abweichungen von eigenen Leistungsvorstellungen oder Vorstellungen, wie man aussehen müsste, werden oft als schwer wiegend erlebt, rufen heftige Selbstkritik hervor und beeinträchtigen die Stimmung. Die Selbstwertkonflikte werden am Aussehen, am Körper und am Essen „abgehandelt".

> **Nur Brot und Wasser bei mangelnder Leistung**
>
> „Gestern hab ich es nicht geschafft, meine 20 Seiten Latein-Vokabeln zu lernen, die ich mir vorgenommen hatte. Ich habe nur 19 geschafft. Dafür gab es heute zum Frühstück nur eine trockene Scheibe Brot und Mineralwasser. Irgendwie hatte ich das Gefühl, ich muss das ausgleichen. Wenn ich das schon nicht hinkriege, dann muss ich mich jedenfalls beim Essen kontrollieren, zeigen, dass ich meine Ziele erreichen oder sogar übertreffen kann."

Verlangen Sie von sich immer 100%?

Die Selbstwertkonflikte hängen oft mit einem ausgeprägten Perfektionismus und einem starken Bedürfnis, gute Leistungen zu erbringen und nach außen einen guten Eindruck zu machen, zusammen. Die Ansprüche an die eigene Person sind äußerst hoch und Abweichungen können kaum ertragen werden. Diese Abweichungen wirken sich oft unmittelbar auf das Essverhalten aus.

Fühlen Sie sich oft machtlos?

Menschen mit Essstörungen haben oft das Gefühl, nicht gehört oder wahrgenommen zu werden und sich nicht durchsetzen oder behaupten zu können. Das ist natürlich oft eine Folge des Perfektionismus und der übermäßig hohen Maßstäbe, die die Betreffenden an sich selbst und an andere anlegen. Daher neigen sie dazu, ihre eigenen Möglichkeiten zu unterschätzen. Insbesondere Magersüchtigen fällt es schwer, sich als selbstbestimmt wahrzunehmen. Sie empfinden sich oft als fremdbestimmt.

Spüren Sie Ihre Gefühle nur undeutlich?

Menschen mit Essstörungen haben es oft schwer, Gefühle differenziert wahrzunehmen. Das kann sich auf bestimmte Gefühlsbereiche beziehen, manchmal kann dies auch sehr umfassend sein. Dies ist insbesondere bei sehr lange vorliegenden und ausgeprägten Essstörungen der Fall. Differenzierte Gefühle wie Trauer, Furcht, Angst, Ärger, Beschämung, Peinlichkeit, Schuld, Ekel, Erstaunen, Verwunderung, Gereiztheit, Ärger oder Zorn und verschiedene Abstufungen und Ausprägungen hiervon werden oft nur global wahrgenommen. Statt ängstlich oder traurig zu sein, fühlen sich die Betreffenden „schlecht". Statt Ärger oder Beschämung zu spüren, fühlen sie sich „angespannt". Manche können zwar Wut und Ekel deutlich spüren, aber Furcht oder Angst nicht. Manchmal wird auch nur noch Hunger gespürt oder einfach der Drang, etwas zu essen. Anfangs wird das gestörte Essverhalten dazu eingesetzt, bestimmte Gefühle nicht mehr spüren zu müssen, sie aus dem Erleben wegzudrängen. Je weiter die Essstörung fortschreitet, desto schwieriger wird es oft, sie überhaupt noch wahrzunehmen. Gefühle, die nicht

„Andere nehmen mich nicht richtig ernst"

„Immer wenn ich etwas sagen möchte, vor allem in meiner Klasse, habe ich das Gefühl, ich komme nicht durch, die anderen nehmen mich nicht richtig ernst. Das ist auch bei meinen Eltern und meinen Brüdern so. Ich bin zwar die ältere, mache auch viel im Haushalt, kümmere mich um meine Brüder, zum Beispiel, dass die ihre Schulmappen in Ordnung haben. Aber irgendwie, wenn wir so am Tisch sitzen, dann haben die immer das große Wort, machen Witze und meine Eltern lachen dann. Ich bin immer ruhig und ernst ... Jetzt, wo ich die Magersucht habe, machen sich alle Sorgen."

mehr wahrgenommen werden, können auch nicht mehr angemessen ausgedrückt werden. Die Spannung bleibt in der Person und damit auch im Körper. Viele Essgestörte, vor allem Magersüchtige, aber auch Personen, die zuviel essen bzw. Essanfälle haben, spüren oft Ärger oder Zorn nicht oder schlucken diese Gefühle herunter. Bulimikerinnen haben oft Schwierigkeiten, so genannte weiche Gefühle wie Angst oder Trauer zu spüren.

Fühlen Sie sich schnell abgelehnt?

Sind Sie kontaktfreudig oder machen Ihnen andere Menschen eher Angst?

Viele Essgestörte sind im Umgang mit anderen unsicher. Sie fühlen sich schnell abgelehnt bzw. negativ bewertet oder haben Angst davor. Manche sind dabei eher zurückgezogen oder gehemmt. Dies ist vor allem bei Magersüchtigen oft der Fall. Bulimikerinnen überspielen diese Unsicherheit häufig durch Aktivität oder Geselligkeit. Die Essstörung soll die soziale Unsicherheit bewältigen helfen. Dies geschieht über das Bestreben, schlank zu sein („Dann kann ich mich sehen lassen“), über

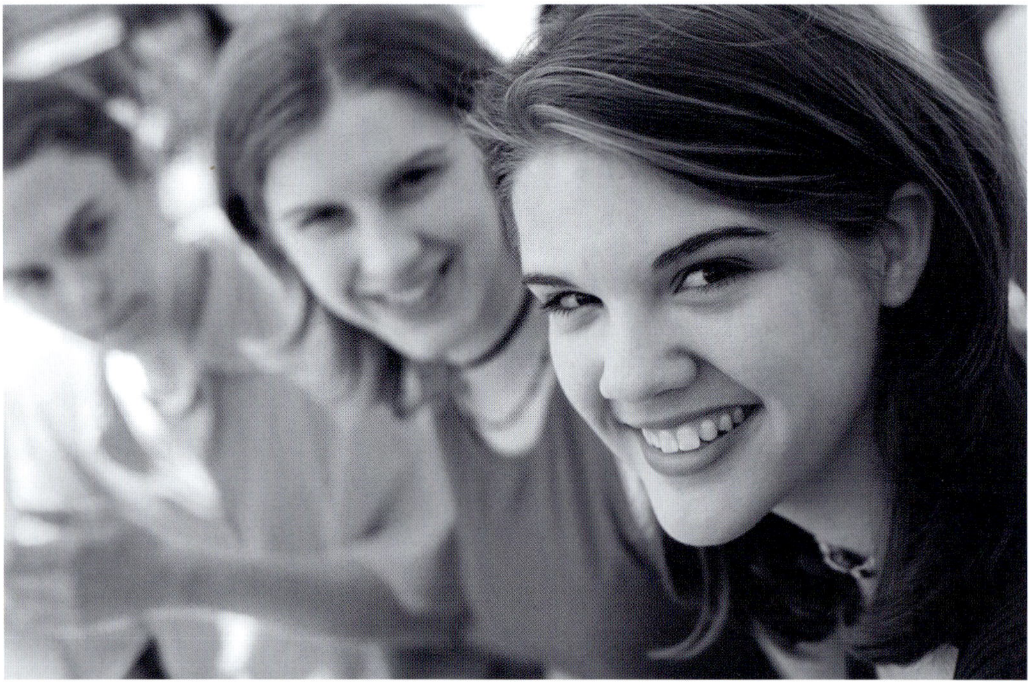

das Essen selbst (als „Beruhigungsmittel" und Ablenkung), durch das Erbrechen („dann hat der Essanfall keine Folgen, die jemand sehen könnte"), durch übertriebene sportliche Aktivitäten („dann wirke ich fit"), aber auch über das Abmagern („das ist das Zeichen dafür, dass ich mich kontrollieren kann und auf andere nicht angewiesen bin"). Soziale Unsicherheit ist in der Phase der Adoleszenz und im frühen Erwachsenenalter besonders ausgeprägt.

Magersüchtige können sich schlecht abgrenzen

Magersüchtige haben darüber hinaus oft Schwierigkeiten, sich als eigenständige Person zu empfinden und zu entwickeln. Der Grundkonflikt besteht zwischen dem Wunsch, sich als eigenständig zu definieren und sich abzugrenzen, der Angst vor Abhängigkeit und Kontrolle einerseits und dem Bedürfnis, zu anderen, insbesondere der Familie, dazuzugehören, andererseits. Die Grenze zu anderen ist im Erleben der Betroffenen oft unsicher. Sie fühlen sich von außen kontrolliert.

Diese Unsicherheit soll über die Kontrolle des Essverhaltens beseitigt werden. Sie ziehen durch das Nicht-Essen – die Verweigerung der Nahrungsaufnahme – gleichsam eine Grenze zu anderen, aber auch zu den Anforderungen ihres Körpers, den sie auch beherrschen wollen. Sie sind oft wenig spontan, haben starre Vorstellungen, wie Dinge sein sollen, und starre Regeln. Sie vermeiden Neues, streben nach Kontrolle und Disziplin, verleugnen eigene Bedürfnisse, weil diese ein Zeichen von Schwäche und Unkontrolliertheit sein könnten. Durch das Hungern wollen sie Kontrolle und Unabhängigkeit erreichen. Das ist natürlich ein Trugschluss, da sie schließlich vom Hungern abhängig werden, das sich zum Zwang entwickelt.

Bulimikerinnen spielen häufig die perfekte Frau

Bei Bulimikerinnen lässt sich oft folgender Grundkonflikt beobachten: Nach außen möchten sie leistungsfähig, attraktiv, aktiv, kompetent, sozial zugewandt, integriert und stark wirken. Innerlich sind sie oft unsicher und abhängig von der Anerkennung anderer. Ihre bedürftigen, Zuwendung und Anerkennung suchenden, verletzlichen „kindlichen" Seiten halten sie verborgen. Sie fürchten sehr stark Zurückweisung oder Ablehnung durch andere. Zudem sind sie oft impulsiv und haben Probleme, Enttäuschungen zu ertragen.

Diese verborgene Seite, die nicht dem Bild der perfekten Frau entspricht, zeigt sich in der bulimischen Handlung, im Essanfall und in den gegensteuernden Maßnahmen. Im Essanfall werden Gefühle der Spannung beseitigt. Manche Bulimikerinnen fühlen sich im Essanfall sogar wie betäubt. Die Wahrnehmung der eigenen Gefühle wird blockiert. Die Umgebung wird ausgeblendet. Im Essanfall kann zudem die Selbstkontrolle aufgegeben werden. Die Betreffenden können sich (in ihrem Erleben oft „endlich") gehen lassen.

Essen dient als Trost und Ersatz für Zuwendung. Auch Wut- und Neidgefühle, die sonst nicht zugelassen oder wahrgenommen werden, können hier untergebracht werden, z. B. wenn der nach einem Wochenendeinkauf der Familie frisch gefüllte Kühlschrank völlig geleert oder den Geschwistern die Schokolade aus den Zimmern gestohlen wird.

Erbrochenes als Seitenhieb für den Bruder

Barbara erbrach immer im Bad des Bruders, der im Elternhaus eine abgetrennte Wohnung hatte. Sie ließ die Spritzer vom Erbrochenen an den Kacheln, in der Toilette, auf dem Fußboden und im Waschbecken kleben. Der Bruder ärgerte sich natürlich regelmäßig darüber. Er meinte, es gehöre „zur Krankheit dazu", dass Barbara es so machte. Die Familie war überrascht zu hören, dass zwar das Erbrechen zur Erkrankung gehört, nicht aber, dass die Spuren und der Geruch so deutlich hinterlassen werden. Im Verlauf der Therapie wurde eine starke, aber bisher nicht benannte Konkurrenz zwischen den Geschwistern deutlich.

Mit dem Erbrechen und den anderen gegensteuernden Maßnahmen sollen dann die Folgen des Impulsdurchbruchs rückgängig gemacht, die „Normalität" wieder hergestellt werden. Dies geschieht zum einen auf der körperlichen Ebene, um das Zunehmen zu vermeiden. Es geschieht zum anderen im Erleben der Betroffenen. Diese haben oft das Gefühl, sich durch Fasten, Erbrechen, Abführmittel oder Sport zu „reinigen", den Kontrollverlust ungeschehen zu machen.

Auch im Erbrechen und den anderen genannten Verhaltensweisen können anderweitig nicht zugelassene oder nicht gespürte Gefühle untergebracht werden, zum Beispiel Wut. Erbrechen und andere gegensteuernde Handlungen können natürlich ebenso wie das Hungern auch selbstbestrafenden Charakter haben.

Sexuelle Gewalt verletzt die Seele

In den letzten zwanzig Jahren wurde ziemlich eindeutig nachgewiesen, dass schwierige Kindheitsbedingungen, insbesondere Gewalt und sexueller Missbrauch, ganz erheblich zu seelischen und auch körperlichen Erkrankungen im Erwachsenenalter beitragen. Seit ca. zehn Jahren wird der sexuelle Missbrauch als ein wichtiger Faktor, der zur Entstehung von Essstörungen, insbesondere von Magersucht und Bulimie beiträgt, diskutiert. Dabei ist zunächst festzuhalten, dass in allen repräsentativen Untersuchungen nur eine Minderheit von Magersüchtigen und Bulimikerinnen von sexuellem Missbrauch oder körperlichen Misshandlungen betroffen ist.

Wichtig

- Es ist nicht nur problematisch, sondern falsch, von einer Essstörung automatisch auf sexuellen Missbrauch und Misshandlungen zu schließen.

Derartige Erfahrungen machen Essgestörte vermutlich nicht häufiger als andere seelisch Erkrankte. Bei einer Minderheit allerdings spielen diese Erfahrungen eine wichtige Rolle, insbesondere bei bulimischen Essstörungen. Betroffen sind nach klinischer Erfahrung häufig diejenigen mit schwereren Essstörungen und gleichzeitig auftretenden anderen seelischen Erkrankungen.

Gefühle von Scham, Schuld und Selbsthass

Sexueller Missbrauch und andere Formen von Misshandlung sind mit Gefühlen von Angst, Ausgeliefertsein, Hilflosigkeit, Zorn sowie mit Gefühlen von Demütigung und Scham verbunden. Anders als bei verbalen seelischen Misshandlungen werden die Übergriffe und Schmerzen unmittelbar körperlich erlebt. Der eigene Körper ist ausgeliefert und kann nicht geschützt werden. Er ist ohnmächtig und kann dem Angreifer nichts entgegensetzen. Missbrauch und Misshandlungen sind zudem oft mit Abhängigkeitsbeziehungen verbunden, vor allem in der Familie. Diejenigen, die eigentlich schützen sollten, fügen Schmerz zu. Durch Misshandlungen wird das Vertrauen in die Außenwelt und in die eigene Person und den eigenen Körper, das eigene Selbst, grundlegend erschüttert.

Dieser Riss ist im späteren Leben oft nur schwer zu kitten. Meistens ist die Zerstörung nicht gänzlich aufhebbar, ihre Folgen können aber gemildert werden. Die Betroffenen entwickeln in der Regel nicht so sehr Hass auf die Täter sondern Schamgefühle, Schuldgefühle und Selbsthass. Sind die Täter Elternteile, werden diese so vor der möglicherweise auftretenden Wut geschützt, weil ja Abhängigkeitsverhältnisse bestehen. Aufgrund der Demütigung und der Unterlegenheit wird die Wut gegen die eigene Person gerichtet.

Unter- oder Übergewicht als Schutz

Essstörungen können in verschiedener Weise dazu dienen, mit diesen Erfahrungen fertig zu werden. Die Abmagerung auf einen vorpubertären Körper bei der Magersucht soll eventuell davor schützen, sexuell anziehend zu sein, sexuelle Wünsche und Handlungen auf sich zu lenken. Mit dem Hungern kann gegen ein Erleben von Ohnmacht und Hilflosigkeit angegangen werden. Wenn schon sonst keine Macht besteht, dann wenigstens über den eigenen Körper. Essanfälle können das Erleben von Angst, Demütigung oder Zorn betäuben. Das Erbrechen kann wie eine symbolische Reinigung erlebt werden. Die Beschmutzung durch eine erzwungene Berührung oder Penetration kann so im Erleben rückgängig gemacht werden.

Auch bei Übergewicht können sexueller Missbrauch und körperliche Misshandlungen eine ursächliche Rolle spielen. In einer großen amerikanischen Studie zu einem Gewichtsabnahme-Programm für Adipöse wurde deutlich, dass der Missbrauch, wenn er stattgefunden hatte, dem Übergewicht vorausging und dass das Übergewicht hier eine Art Schutz darstellte: „Wenn ich übergewichtig bin, werde ich übersehen.“ Wenn diese Personen abnahmen, entwickelten sich häufig Angst und Unsicherheit (Felitti 2002).

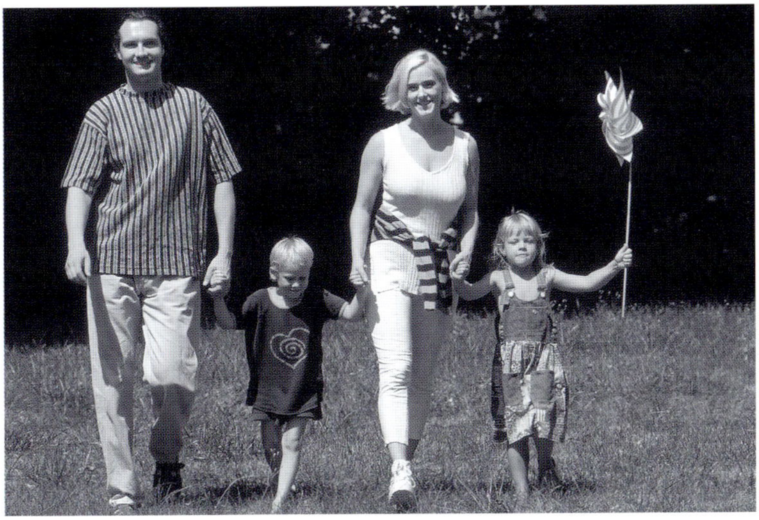

Das Erbgut – das die Eltern an ihre Kinder weitergeben – kann bei der Entwicklung von Essstörungen eine Rolle spielen.

Auch die Gene mischen mit

Genetische Einflüsse spielen bei der Entstehung von gestörtem Essverhalten vermutlich ebenfalls eine Rolle. Körpergewicht und Körperbau sind zu einem großen Teil genetisch bedingt. Die Gewichtszunahme bei gleicher Nahrungsmittelzufuhr ist bei verschiedenen Menschen unterschiedlich. Es gibt offensichtlich „gute" und „schlechte Futterverwerter".

So genannte Adoptionsstudien bei Zwillingen zeigen, dass Zwillinge, die nicht bei ihren leiblichen Eltern, sondern bei Adoptiveltern aufwachsen, in ihrem Gewicht ihren leiblichen Eltern ähneln und nicht ihren Adoptiveltern. Bei Männern scheint die genetische Beeinflussung stärker im tatsächlichen Gewicht zum Ausdruck zu kommen als bei Frauen, weil diese dem gesellschaftlichen Schlankheitsdruck stärker unterliegen.

Zudem spielen Veränderungen über das Lebensalter hinweg eine Rolle, die ebenfalls genetisch mit bedingt sind. Wer als 25-Jähriger beim Essen und Trinken noch kräftig zulangen konnte, ohne dass dies äußerlich sichtbar wurde, kann dies als 45-Jähriger oft nicht mehr. Er „setzt an".

Das Gewicht wird langfristig gesteuert. Das Körpergewicht unterliegt zudem einer längerfristigen Steuerung. Wird die Nahrungsaufnahme bei einer Mahlzeit eingeschränkt, steigt das Hungergefühl für die folgenden Mahlzeiten und damit die Neigung oder der Drang, mehr zu essen. Wird die Nahrungszufuhr erhöht, steigt in der Regel auch der Energieverbrauch. Wird weniger gegessen, sinkt der Energieverbrauch. Das Gewicht bleibt relativ stabil.

Untersuchungen an Tieren zeigen, dass das Gewicht dann gleich bleibt, wenn auch die Umweltbedingungen gleich bleiben. Werden diese verändert, zum Beispiel das Nahrungsangebot verringert oder besonders gut schmeckendes Essen bereitgestellt, so erfolgt eine Gewichtsabnahme oder eine Zunahme. Werden die alten Umweltbedingungen wieder hergestellt, so stellt sich auch das ursprüngliche Gewicht wieder ein.

Der Set Point. All diese Befunde stützen die so genannte Set-Point-Theorie der Gewichtsregulation. „Set Point" bedeutet Sollwert. Es gibt für das Körpergewicht einen Wert, zu dem es bei Abweichungen immer wieder zurückkehrt, so wie bei einer Heizung die Temperatur entsprechend der Einstellung des Thermostaten geregelt wird. Der jeweilige Sollwert steht beim Menschen nicht völlig unverrückbar fest. Er entwickelt sich aus angeborenen Anteilen und den Ernährungs- und Bewegungsgewohnheiten, die durch die Umwelt vermittelt werden und an die sich Menschen im Laufe ihres Lebens „gewöhnen".

Übergewicht ist hartnäckiger als Untergewicht

Der Set Point kann leichter nach oben als nach unten verschoben werden. Ist ein Übergewicht erst einmal da, ist es schwerer, hiervon wieder wegzukommen als von einem Untergewicht. Das heißt, dass Übergewicht auch durch Therapie vermutlich nur in engen Grenzen veränderbar ist.

Die Vorgänge im Körper. Das Gewicht wird durch ein Hunger- und Sättigungszentrum im Gehirn reguliert. Dabei ist als Botenstoff im Körper das Leptin wichtig. Der Leptinspiegel steigt, wenn das in den Fettzellen gespeicherte Körperfett steigt. Ist der Spiegel hoch, steigt das Sättigungsgefühl. Ist er niedrig, steigt das Hungergefühl. Zudem passt der Körper den Energieverbrauch der zur Verfügung stehenden Energiemenge an.

Wird sehr schnell gegessen, besteht keine ausreichende Zeit für den Körper, dass die entsprechenden Informationen in die jeweiligen Hirnzentren gelangen. Es wird dann häufig weiter gegessen, weil noch ein Hungergefühl besteht. Durch schnelles Essen werden Essanfälle und Übergewicht begünstigt.

Sind Essstörungen erblich?

Bei Magersucht und Bulimie scheinen genetische Einflüsse eine Rolle zu spielen. Bei eineiigen Zwillingspaaren wurde ein Auftreten von Magersucht bei über 50 % gefunden, bei zweieiigen Paaren dagegen nur zwischen 5 und 10 %. Auch bei Bulimie ist das gemeinsame Auftreten dieser Erkrankung bei eineiigen Zwillingen wesentlich höher als bei zweieiigen. Bisher wurden hier allerdings keine Untersuchungen durchgeführt, bei denen die Zwillinge getrennt in Adoptionsfamilien aufwuchsen. So ist der jeweilige Anteil der Umwelteinflüsse und der Erbeinflüsse nicht gut abschätzbar.

Bisher bleibt ebenfalls offen, welche Rolle das Leptin bei Magersucht und Bulimie spielt. Bei Magersucht ist der Spiegel erwartungsgemäß niedrig. Bei der Magersucht findet sich zudem eine Verminderung wichtiger Botenstoffe, die die Hirnaktivität und damit die Stimmung regulieren. Bei einer Störung des Botenstoffs Serotonin z.B. wurden verschlechterte Stimmung, Zunahme körperbezogener Befürchtungen und ein Gefühl, die Kontrolle über das Essverhalten zu verlieren, beobachtet. Auch derartige Zusammenhänge bedürfen weiterer Untersuchung. Sie zeigen aber, dass Untergewicht nicht nur seelische Gründe, sondern auch über körperliche Prozesse vermittelte seelische Folgen hat, die durch eine Steigerung der Nahrungsaufnahme und des Gewichts verändert werden können.

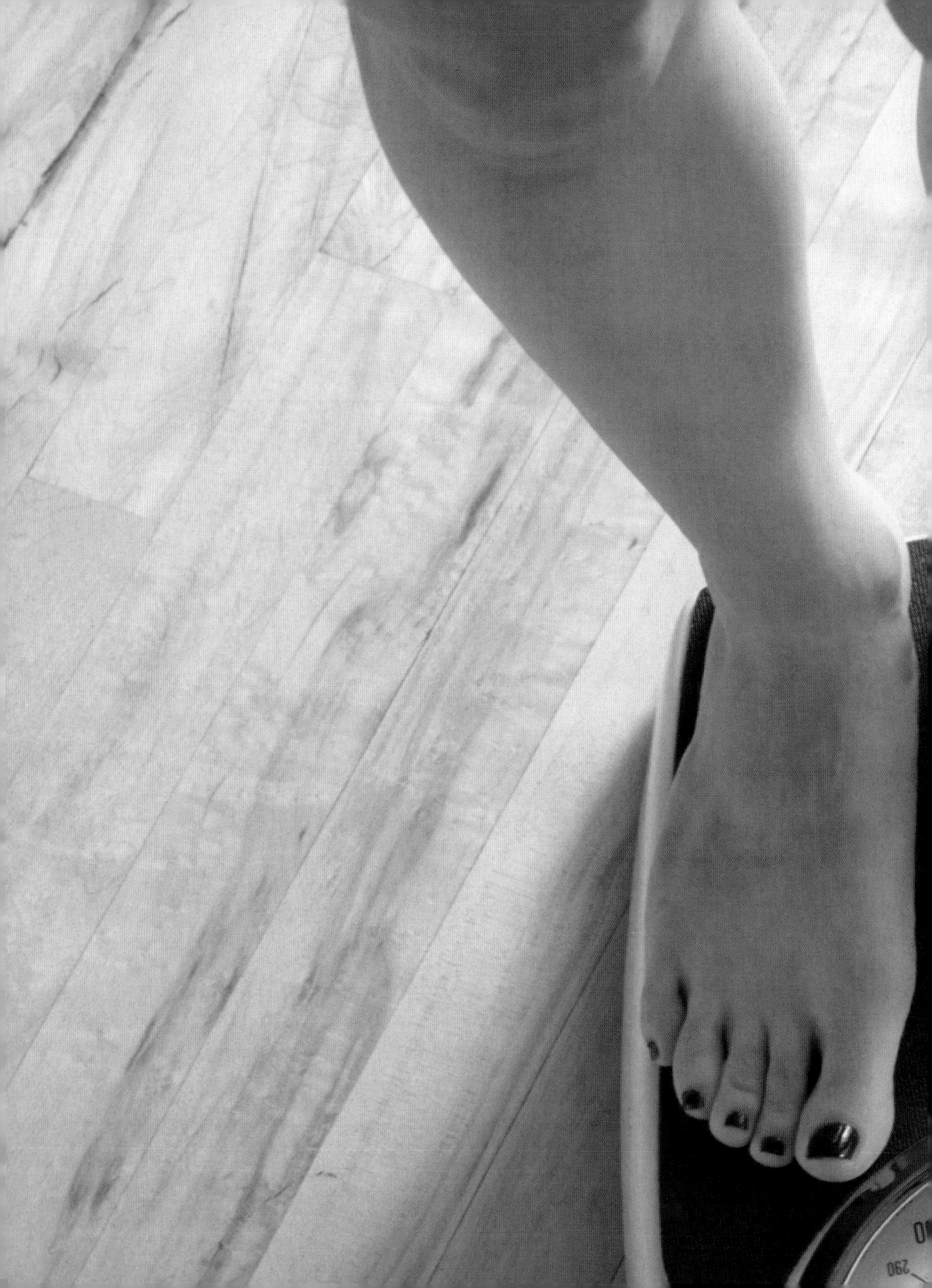

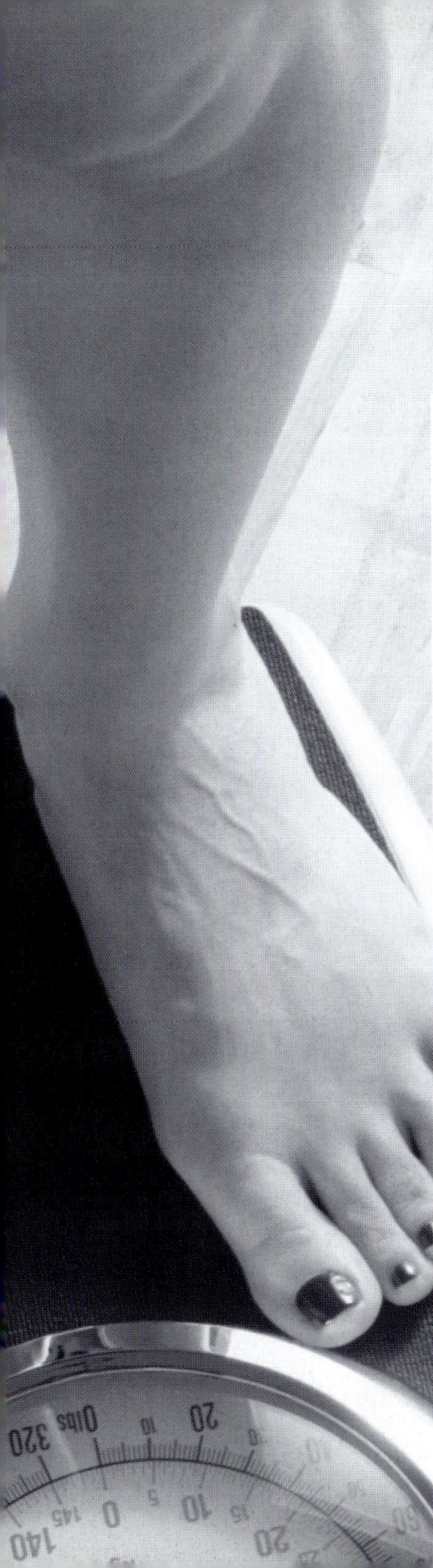

Wege in die Ess-störung – Fallberichte

In diesem Kapitel schildern drei Betroffene (Elisabeth, Veronika und Melanie), wie sie in eine Essstörung hineingerieten. Sie erzählen von ihrer Unsicherheit und ihren Selbstzweifeln, den Problemen im Alltag, den Schwierigkeiten mit den Eltern und den Freunden. Obwohl jede Lebensgeschichte einmalig ist, gibt es auch viele Gemeinsamkeiten in der Biografie von Essgestörten, sodass jede Leserin vermutlich auch Teile von sich selbst entdecken wird – sei es auf der Seite der Betroffenen oder auf der Seite der Eltern oder Freunde. Zusätzlich erklären Psychotherapeuten, was typisch an den Beschreibungen ist.

Die Entwicklung einer Magersucht – Elisabeth (16 Jahre)

„Ich erinnere mich noch genau an den Tag, als der Zeiger der Waage das erste Mal unter 50 kg stehen blieb. Endlich hatte ich das Ziel erreicht. Ich fühlte mich unglaublich stolz und triumphierte innerlich. Erzählt habe ich das natürlich niemandem. Die hätten mich eh nicht verstanden. Damals dachte ich jedenfalls, dass es nun gut sei mit meinem Gewicht. Viel mehr als 58 kg habe ich ja nie gewogen bei meiner Größe von 1,74 m, nie irgendwelche Gewichtsprobleme gehabt. Mit meinem Äußeren war ich eigentlich immer zufrieden, bis auf meine abstehenden Ohren. Aber die sieht man nur, wenn ich einen Pferdeschwanz mache. Meine Eltern und meine Schwester sind etwas kräftiger und kompakter gebaut. Meine Schwester klagt manchmal über ihren breiten Hintern, hat auch schon mal eine Diät gemacht. Die hat aber nichts gebracht. Sie ist halt so und hat sich damit abgefunden.

Bei uns zu Hause wird immer gut gegessen.

Zum Abendessen und zu den Mahlzeiten am Wochenende sitzen alle um den Tisch. Auch meine Großeltern, die nebenan im Haus wohnen, kommen dann zu uns rüber. Das sind die Eltern meiner Mutter. Denen gehörte früher die Landwirtschaft, die meine Eltern jetzt haben. Meine Großeltern sind mit ihren über 70 Jahren noch fit und helfen viel mit, sonst wäre es oft nur schwer zu schaffen. Meine Mutter hat Gartenbau studiert. Beim Studium hat sie auch meinen Vater kennen gelernt. Der hat Landwirtschaft gemacht. Das passte. Gleich nach Studienende sind sie in das Nebengebäude auf den Hof gezogen, haben ausgebaut. Dann war auch schon meine Schwester unterwegs. Fünf Jahre später wurde ich dann geboren. Mein Vater arbeitet nebenbei noch als Futter- und Düngemittelvertreter. Muss viel herumfahren. Wenn er gegen Abend heimkommt, stürzt er gleich mit raus aufs Feld oder übernimmt die Abendfütterung.

Es wird erwartet, dass alle mithelfen.

Ich habe mich nie getraut zu sagen, dass mir das oft zuviel war. Ich hätte Angst, die anderen würden mir das übel nehmen. Meine Schwester Susanne dagegen geht in der Arbeit voll auf. Sie konnte schon mit 13 Jahren Traktor fahren und hat sich auch selbstständig um unsere Schafe gekümmert, war bei den Geburten dabei. Dann gab es Konflikte, als Susanne nach der Realschule im Nachbarort eine Ausbildung beim Tierarzt anfing und anschließend nach Hamburg ging. Ich bin nicht so ein wagemutiger, abenteuerlustiger Typ wie sie. Ich hätte manchmal viel lieber ein Buch gelesen oder ferngesehen. Irgendwie beneide ich Susanne. Sie sieht auch gut aus, hatte keine Probleme mit Jungen. Sie sagt auch einfach mal ihre Meinung. Ich nehme da mehr Rücksicht.

Ich zeige es nie, wenn ich mich ärgere.

Mein Opa möchte immer noch das Sagen haben. Das nervt mich. Auch, dass meine Eltern da oft nichts sagen, obwohl es sie auch stört. Meine Schwester hat auch immer gesagt, meine Mutter soll es direkt meinen Großeltern oder meinem Vater sagen und hat manchmal einfach nicht mehr hingehört. Das kann ich auch schlecht, so mein eigenes Ding machen. Nach außen sind wir dann die Großfamilie, wo sich alle gut vertragen ... Als ich anfing, weniger zu essen, auf dem Teller rumzustochern und bestimmte Gerichte ganz zu meiden, redeten alle auf mich ein. Warum ich mich ausschließe und das nicht essen wolle, hätte ich doch immer gegessen und so weiter. Und schließlich seien das doch alles gesunde Sachen aus eigener Produktion, zum Teil ökologisch angebaut. Besonders meine Mutter fühlte sich getroffen. Sie ist sehr stolz auf die Sachen, die sie in ihrem Hofladen verkauft. Ich wollte sie nicht verletzen, da hab ich dicht gemacht. Über das Essen lasse ich mich auf keine Diskussion ein.

Seit ich richtig dünn bin, sind alle besorgt um mich.

Ich soll mich auf dem Sofa ausruhen und brauche nicht mehr mitzuhelfen. Da fing ich in meinem Zimmer heimlich mit den Fitnessübungen an ... Das Abnehmen fing an, nachdem ich als Einzige von unserer Schule auf das Gymnasium wechselte, ungefähr so nach eineinhalb Jahren, mit 14. Lernen ist mir nie schwer gefallen. Da mussten sich meine Eltern keine Sorgen machen. In der neuen Schule war alles anders, anspruchsvoller und schwieriger. Ich musste mich für meine guten Noten wahnsinnig anstrengen. Jeden Morgen fahre ich fast eine Stunde mit dem Bus. Manchmal kann mich auch mein Vater mit hin und her nehmen. Da fühle ich mich sicherer ... Die meisten Mädchen in meiner Klasse sind total schick angezogen, haben schon Oberweite und schminken sich auch. Ich fühle mich dagegen irgendwie altmodisch und unselbstständig, halte mich lieber im Hintergrund. Wenn die anderen über Jungs und Verabredungen oder über Figurprobleme und Abnehmen sprechen, kann ich eh nicht mehr mitreden.

Ich habe meine Regel nicht mehr und bin noch ganz flach.

Eigentlich ist es mir auch ganz recht so. Ich muss ja nicht so sein wie die anderen. Als ich mich körperlich so veränderte in der Pubertät, war mir das irgendwie unheimlich. Ich habe das nie gesagt, aber irgendwie gefühlt. Die Regelblutung und das Runderwerden waren ungewohnt. Außerdem hatte ich immer das Gefühl, dass meine Schwester sowieso besser aussieht ... Einmal hat eine von den anderen in der Schule eine blöde Bemerkung zu meinem Schulbrot mit dick Rotwurst drauf gemacht, ob wir zu Hause auch Grützwurst essen. Ich hab das Brot schnell wieder in die Tasche gesteckt, aber einige haben es mitgekriegt, mich so komisch gemustert und gekichert. Ich bin rot geworden.

Ich hätte mich am liebsten in Luft aufgelöst.

Seitdem habe ich meine Schulbrote immer an der Bushaltestelle ‚entsorgt', um nicht wieder so aufzufallen. Meiner Mutter habe ich nichts erzählt. Sie regt sich dann auch nur wieder auf und stellt tausend Fragen, warum ich nur einen Apfel mitnehmen will und so weiter ... Ich habe meiner Mutter eigentlich immer viel erzählt. Zusammen mit meiner Schwester haben wir es uns dann auf dem Sofa gemütlich gemacht, wenn Vater mal auf einer längeren Dienstreise war. Seit Susanne ausgezogen ist, ist es bei uns stiller geworden. Eigentlich hätten wir es alle lieber gehabt, sie wäre nach der Ausbildung in der Nähe geblieben.

Ich vermisse meine Schwester unglaublich stark.

Ich habe mal versucht, ihr das am Telefon zu erzählen, aber sie hat mich fast ausgelacht und gesagt, dass sie doch im Herbst für eine ganze Woche kommt. Dann erzählte sie mir aufgeregt von einem Besuch in Hamburg, wo sie im Musical war und auf der Reeperbahn. Und wie viel Spaß ihr die Arbeit in der Praxis macht. An dem Abend hatte ich keinen Appetit mehr. Ich habe mich irgendwie leer, nichts sagend und bedeutungslos gefühlt. Auch meine Mutter konnte mich nicht erreichen. Ich fühlte mich wie unter einer Glasglocke. Ich dachte an die Schule am nächsten Tag und die Mitschülerinnen und fühlte mich elend. Da habe ich mich entschlossen, noch weniger zu essen. Ich hatte wieder ein Ziel. Das hieß Abnehmen.

Ich wiege jetzt 43 Kilo und habe Panik, mehr zu essen. Ich empfinde mich als fett und unförmig, obwohl ich vom Kopf her weiß, dass ich viel zu wenig wiege. Meine Leistungen sind auch nicht mehr so gut, weil ich mich oft nicht konzentrieren kann. Wenn ich schnell die Treppen hoch laufe, wird mir oft schwindelig ...“

Jetzt ist es wie ein Zwang.

Bedeutung

Magersucht als Rettungsinsel

Elisabeths Bericht enthält vieles von dem, was auch andere Betroffene erzählen: Sie wächst in einem engen Familienzusammenhalt mit relativ starren Vorstellungen und Regeln auf, die Unabhängigkeit und Selbstständigkeit der Mitglieder erschweren. Die Generationen sind wenig voneinander abgegrenzt. Es bestehen unterschwellige Konflikte. Diese werden nicht offen ausgetragen. Nach außen erscheint die Familie als harmonisch. Das Essen und gemeinsame Mahlzeiten sind ein wichtiges Zeichen von Verbundenheit. Arbeit und Leistung werden betont. Elisabeth entwickelt ein schlechtes Gewissen, wenn sie diesen Erwartungen nicht nachkommt.

Mit ihrer Schwester fühlt sie sich einerseits eng verbunden. Andererseits empfindet sie Unterlegenheit und Rivalität, die sie sich erst allmählich eingesteht. Das Herausgehen aus der gewohnten Umgebung ist für sie schwierig. Auch die pubertären Veränderungen machen sie unsicher. Gegenüber Gleichaltrigen fühlt sie sich schnell minderwertig und unterlegen.

Schließlich sucht sie Eigenständigkeit und Selbstbestätigung in der Magersucht. Hiermit grenzt sie sich gegenüber der Familie und gegenüber ihren Mitschülerinnen ab. Sie gewinnt ein bisher nicht empfundenes Gefühl von Besonderheit und Selbstkontrolle, bis die Magersucht schließlich sie kontrolliert.

Entwicklung einer Bulimie – Veronika (20 Jahre)

„Meine Bulimie begann, als ich 17 war. Damals war ich noch mit Gerd befreundet. Der war vier Jahre älter als ich. Es war meine erste längere Beziehung. Im ersten halben Jahr hat er mich nur bestätigt, mich in den Himmel gehoben, mein tolles Aussehen gelobt. Dann tat er das immer weniger. Stattdessen erwähnte er häufiger andere Mädchen und Frauen. Er betonte, wie schlank die sind. Irgendwie fühlte ich mich unter Druck. Ich war stolz darauf, einen älteren Freund zu haben. Dadurch stach ich aus der Gruppe der anderen, ich meine meine Mitschülerinnen und Freundinnen, heraus. Die beneideten mich. Gerd hatte eine Stelle bei der Bank, auch von zu Hause aus genug Geld, ein gutes Auto, achtete sehr auf sein Outfit. Ich hatte mich durch ihn sehr aufgewertet gefühlt. Das blieb nun zunehmend aus. Ich begann, mich mit anderen zu vergleichen. Ich hatte zunehmend das Gefühl, ich bin zu dick. Die anderen, die er erwähnte, waren immer schlanker als ich. So kam es mir jedenfalls vor. Ich betrachtete mich immer kritischer. Das war vorher auch schon so. Durch die Beziehung fühlte ich mich dann sicherer. Zumindest die erste Zeit.

Meine Pubertät fing schon mit 10 an.

In der Pubertät bekam ich schnell sehr weibliche Formen. Ich war wahnsinnig unsicher, fühlte mich unwohl und schwer. Ich verglich mich dauernd mit den anderen und versuchte zunächst, mich unter weiten Kleidern zu verstecken. Dann entdeckte ich, dass die Jungen hinter mir herguckten, wenn ich engere Kleidung trug, auch die älteren. Allmählich fühlte ich mich etwas sicherer. Dann kam eine kurze Beziehung zu Fabian. Der war zwei Klassen über mir. Ich weiß nicht so richtig, weshalb ich mich darauf eingelassen habe. Wahrscheinlich war es die Aufwertung, einen Freund zu haben.

Ich war eine der ersten in der Klasse, die einen Freund hatte.

Ich kleidete mich zunehmend Figur betont. Fabian reagierte ziemlich eifersüchtig und begann, schlecht über mich zu reden. Ich würde mich auf jeden einlassen und solche Sachen. Das hörte ich von anderen. Mit Fabian hatte ich auch meine erste sexuelle Beziehung. Ich dachte, ich müsste es machen, damit er beruhigt ist. Es war nicht besonders angenehm. Die Lästereien hinter meinem Rücken hörten auch nicht auf. Schließlich wurde ich so wütend, dass ich ihn anschrie. Ich schmiss ihn einfach raus. Das war es dann. Mit Gerd war es anders. Er war erfahrener, zärtlicher, konnte auch sehr gut tanzen. Ich fühlte mich wahnsinnig aufgewertet und sicher. Bis das anfing zu bröckeln. Schließlich hatte ich das Gefühl, dass er Carolin mehr mochte als mich. Die war deutlich dünner. Ich fing an zu fasten. Das hatte ich vorher schon ein paar Mal gemacht, als ich mich mit elf oder zwölf so schnell veränderte. Damals hatte ich auch schon ab und zu erbrochen. Das hatte ich in so einer Zeitschrift gelesen. Aber jetzt fing es richtig an. Ich bin für Fastenkuren wohl nicht so geeignet.

Ich hatte plötzlich Essanfälle.

Ich ging nachts heimlich an den Kühlschrank und fraß ziemlich wahllos, vor allem Fettiges, Reste von der Pizza, Käsebrote, Wurstbrote, Kuchen, Schokolade. Einmal habe ich eine halbe Schwarzwälder-Kirschtorte, die von der Geburtstagsfeier von meinem Vater übrig geblieben war, in mich hineingeschoben, dazu noch drei Stücke Sachertorte. Anschließend habe ich erbrochen. Ich habe alles sorgfältig beseitigt. Nach einiger Zeit wunderte sich meine Mutter, weshalb nachts manchmal die Klospülung ging. Ich habe mich herausgeredet. Ich würde so unruhig schlafen wegen der Klassenarbeiten. Das hat sie geglaubt. Als dann der Kühlschrank immer wieder leer war, schöpfte sie doch Verdacht und sprach mich darauf an.

Meine Mutter stellte mich zur Rede.

Ich stritt alles ab. Sie sprach mit meiner älteren Schwester darüber. Die stellte mich auch zur Rede. Dann schließlich gab ich es zu. Das machte die Sache nicht einfacher. Ich fühlte mich nun ständig beobachtet und kontrolliert. Meine Mutter machte Druck, dass ich an den Mahlzeiten teilnehme. Das habe ich dann auch pro forma gemacht. Hinterher habe ich erbrochen. Ich wollte mein gutes Aussehen herbeierbrechen. Das hat nicht funktioniert.

Gegenüber Gerd tat ich ziemlich cool.

Mein Freund hat sich von mir zurückgezogen. Ich war wohl richtig abweisend und herablassend. Daraufhin wirkte er noch desinteressierter, ging mehr mit seinen Freunden weg. Ich wurde zurückgelassen. Ich fühlte mich nun wieder auf meine alten Freundinnen angewiesen. Aber das wollte ich mir auch nicht anmerken lassen. Vorher hatte ich mich ihnen gegenüber überlegen gefühlt. Jetzt wollte ich nicht eingestehen, dass es irgendwie mit Gerd nicht mehr lief. So blieben mir nur noch das Essen und das Erbrechen. Das machte ich manchmal mehrmals am Tag. Damit meine Eltern es nicht merkten, habe ich von meinem eigenen Geld eingekauft. Mein Konto wurde langsam leerer. Gerd machte dann irgendwann ganz Schluss.

Ich fühlte mich völlig fallen gelassen.

Ich war total am Ende. Vorher hatte ich ein paar Mal versucht, selbst wieder aus dem Hungern, Fressen und Erbrechen herauszukommen. Jetzt war es mir egal. Ich war so richtig drin. Mir fehlte die Perspektive. In der Schule wurde ich immer schlechter. Schließlich musste ich in der zwölften Klasse abgehen. Das war für mich der Endpunkt. Ich habe mich immer mit meiner älteren Schwester verglichen, die Abitur gemacht hat und studiert. Die hat einen festen Freund. Sie sieht gut aus, scheint mit sich zufrieden. Bei der ist immer alles in Ordnung. Ich habe immer nur Pech. Damals hasste ich mich, und ich hasste alle um mich herum. Ich fühlte mich total mickrig und minderwertig. Ich hatte schon länger überlegt, eine Therapie zu machen. Das hatte ich aber immer wieder verschoben. Ich dachte, ich schaffe es alleine. Ich versuchte es erst einmal mit telefonischer Beratung. Ich hatte so eine Adresse aus dem Internet geholt. Irgendwie habe ich mich ziemlich geschämt, mich direkt zu zeigen. Die Beraterin am Telefon war ganz sympathisch. Schließlich konnte sie mich doch überzeugen, zu Gesprächen zu kommen.

Meine Mutter war gegen eine Therapie.

Meine Mutter hatte Angst, dass ich zuviel über die Familie erzähle. Sie hatte so etwas schon einmal im Fernsehen gesehen. Schließlich sei die Mutter schuldig oder dem Vater würde sexueller Missbrauch angehängt. Ich denke aber schon, dass meine Familie auch ihren Teil dazu beigetragen hat. Irgendwie hatte ich nie so richtiges Vertrauen zu meinen Eltern. Ich wäre nie auf die Idee kommen, über die Sache mit Gerd oder auch vorher mit Fabian mit ihnen zu reden. Ich habe schon immer Schwierigkeiten mit mir allein ausgemacht. Meine Eltern waren immer ziemlich beschäftigt, mit ihrer Arbeit und mit sich. Mein Vater ist in seiner Firma sehr erfolgreich. Allerdings ist er oft 14 Stunden am Tag bei der Arbeit. Am Wochenende ist er oft nicht ansprechbar. Wenn er Sorgen hat, trinkt er leider zu viel Alkohol. Dann gibt es oft Streit zwischen meinen Eltern, weil er dann laut und unangenehm werden kann. Ansonsten ist er eher still und lässt meine Mutter machen. Die arbeitet in einer Verwaltungsstelle bei der Versicherung, will da auch größer einsteigen, wenn ich mit der Ausbildung fertig bin. Meine Mutter legt großen Wert darauf, dass nach außen alles in Ordnung ist.

Die Familie soll möglichst gut dastehen.

Wir sollen gut gekleidet sein, nicht aus dem Rahmen fallen. Sie selbst achtet sehr auf die schlanke Linie, macht immer wieder Diäten, geht mit meiner Schwester ins Fitness-Studio. Sie ist immer super gekleidet. Als Mädchen war ich immer groß und dünn. Ich konnte essen wie ein Scheunendrescher und nahm nicht zu. Wenn meine Mutter mir einen Pullover von ihr zum anprobieren gab, war der immer zu weit und schlotterte um mich herum. Meiner Schwester passten die Sachen von meiner Mutter besser. Die haben eine ähnliche Figur. Meine Schwester war auch nie so dünn wie ich, als Kind meine ich. Dann kam bei mir die Pubertät, ziemlich plötzlich und ziemlich früh. Ich wurde ziemlich kräftig und rund. Als ich 14 war, waren mir die Sachen von meiner Mutter oft zu eng.

Irgendwie hatte ich das Gefühl, ich bin nie richtig.

Ich gehöre nicht zu den beiden dazu. Und meine Mutter konnte mir gegenüber auch sehr herabsetzend sein. Als Kind war ich für sie die „Bohnenstange". Als ich dann in der Pubertät zunahm, war ich „das Dickerchen". Auch meine Ordnungsvorstellungen passten ihr nicht. Sie kam häufiger in mein Zimmer, wenn ich nicht da war und räumte auf. Einmal habe ich vor Wut alle Sachen wieder aus den Regalen und Schränken gerissen und ein Durcheinander veranstaltet. Als sie das sah, hat sie ziemlich geschrien. Sie kann sehr impulsiv sein und wird sehr laut. Dann wird es auch zwischen ihr und meinem Vater sehr heftig.

Meine Mutter hatte zeitweise Depressionen.

Meine Mutter hatte manchmal Depressionen und nahm dann Medikamente. Auch ihre Mutter ist immer sehr depressiv. Das soll aber keiner wissen. Sie hat Angst, dass im Bekanntenkreis schlecht geredet wird. Wenn Geschäftspartner von meinem Vater kommen, ist sie die perfekte Gastgeberin. Dann ist zu Hause alles tipptopp. Sie kann dann auch sehr unterhaltsam sein, weiß gut Bescheid über Literatur, Theater und so.

Ich war früher eher mit meinem Vater zusammen.

Mein Vater machte mit mir manchmal Radtouren oder unternahm etwas anderes mit mir. Er war dabei aber nie sehr gesprächig. Wir fuhren oft schweigend nebeneinander her oder hintereinander. Ich war als Kind sehr sportlich. Das fand er gut. Wenn man ihn allerdings nach Dingen fragte, die ihm unangenehm waren, z.B. nach den Konflikten mit seiner Familie, dann stieß man auf eine Mauer. Er redete nicht darüber. Dabei war es deutlich, dass es Spannungen gab. Meine Großeltern lebten direkt nebenan.

Meine Großmutter konnte meine Mutter nicht leiden.

Da war eine ziemlich starke Konkurrenz. Und dann war es wohl auch so, dass mein Opa zeitweise sehr viel trank. Dies sollte nach außen vertuscht werden. Dabei wussten es in unserer Kleinstadt doch wohl viele. Ich glaube, von meiner Mutter habe ich das ständige Bewerten und Vergleichen. Ich werte andere auch oft ab. Meine Mutter lästert auch gern über andere. Man kann sich nie sicher sein, was sie hinter dem Rücken von einer Person sagt. Von meinem Vater habe ich, glaube ich, dieses Zurückziehen hinter eine Mauer und keinen an mich ranlassen. Ich mache vieles lieber mit mir selbst ab oder komme wie ich jetzt gelernt habe, eben mit der Bulimie."

Bedeutung — Teil 1

Bulimie – im Wettstreit mit anderen Frauen

Die Geschichte von Veronika zeigt einige typische Aspekte in der Entwicklung von Bulimikerinnen. Die auslösende Situation für die Bulimie ist eine Konkurrenzsituation, in der sich Veronika von ihrem Freund fallen gelassen fühlt. Sie erlebt sich in einer heftigen Konkurrenz zu anderen Frauen und fühlt sich selbst und ihren Körper entwertet. Das Selbstwertgefühl wird in extremer Weise am Körper festgemacht. Dabei ist unklar, ob die anderen, mit denen sie sich vergleicht, tatsächlich schlanker und attraktiver sind als sie. Sie ist so auf ihr Minderwertigkeitsgefühl fixiert, dass sie keine Relativierung mehr vornehmen kann.

Gleichzeitig versucht sie, die Abhängigkeit von der Beurteilung durch Gerd zu verbergen, indem sie sich nach außen unabhängig gibt. Ihre Gefühle von Verletzung, Traurigkeit, Zweifel und Angst beruhigt sie im Essanfall. Essanfälle werden natürlich auch durch das vorhergehende Fasten provoziert. Das Erbrechen soll die Folgen der Essanfälle rückgängig machen. Zunächst wird versucht, die Bulimie vor der Außenwelt zu verbergen.

Schließlich hilft das Leugnen nicht mehr. Mehrere Versuche, sich selbst zu helfen, scheitern.

Bedeutung

Teil 2

Endlich nimmt sie doch eine Beratung in Anspruch und beginnt dann mit einer psychoanalytischen Einzeltherapie

Schon nach dem Beginn der Pubertät hat es Versuche zu fasten und auch Erbrechen gegeben. Dies ist eine Reaktion auf das frühe Einsetzen der Pubertät, das einen weiteren Risikofaktor für die Essstörung darstellt. Anders als magersüchtige Patientinnen arrangierte sie sich aber mit ihrem Körper allmählich und betonte sogar ihre Attraktivität. In ihrer ersten Partnerschaft machte sie verletzende Erfahrungen. In der Familie wurden insbesondere durch die Mutter das äußere Erscheinungsbild und Schlankheit sehr betont. Veronika hatte hier immer das Gefühl, „nicht richtig" zu sein. Sie sah ihren Körper kritisch und hatte das Gefühl, im Vergleich zu anderen schlechter abzuschneiden.

In der Familie finden sich zudem Neigungen zu Depressionen und Substanzmissbrauch. Diese durften nicht offen benannt und konnten somit auch nicht ehrlich bearbeitet werden. Veronika verinnerlichte die Neigung der Mutter zu kritischen Herabsetzungen, die emotionale Zurückgezogenheit und Undurchdringlichkeit des Vaters sowie die Impulsivität von beiden. Nach außen versucht sie, sich stark, undurchdringlich und unverletzlich zu geben. Essen und Erbrechen wurden zum Regulator für sonst sehr schwer aushaltbare Gefühle. Das Selbstwertgefühl wird völlig von der Schlankheit abhängig gemacht.

Entwicklung eine Essstörung mit „Fressanfällen" (Binge-Eating-Störung) – Melanie (36 Jahre)

„Ich habe mindestens dreimal in der Woche eine Fressattacke, meistens spätabends oder nachts. Oft koche ich mir dann etwas, Tortellini mit Käsesoße, Spaghetti, Ravioli, Koteletts, Kartoffelbrei, Lasagne. Wir haben alles in unserer Truhe, sogar Wildragout. Danach dann Brote, Kuchen, am besten Torte oder Eis. Erbrechen tue ich nicht, auch keine Abführmittel oder so oder joggen. Ich bin übergewichtig, 1,72 m groß, wiege meistens so um 92 Kilogramm, manchmal auch mehr, bis 100 kg waren es schon. Wenn ich jogge, das habe ich mal probiert, kriege ich Schmerzen in den Knien. Die sind wohl überlastet, sagte der Orthopäde. Ich bewege mich nicht gern, auch nicht im Schwimmbad, zumindest nicht außerhalb des Wassers. Drinnen geht es.

Draußen fühle ich mich wie ein Walross.

Zu mir hat auch schon mal jemand „Walross" gesagt. Mir ist es peinlich, wenn meine Kinder das mit dem Fressen mitkriegen. Neulich wachte meine Tochter auf. Die ist sieben. ‚Mama, wir haben doch schon Abendbrot gehabt. Oder kochst Du schon für morgen?' Ich hab mich wahnsinnig geschämt. Mein Mann kriegt das natürlich auch mit, obwohl er abends meistens arbeitet, noch mal kurz unten in der Praxis ist. Die ist im Souterrain, im selben Haus. Meistens bereitet er noch was für den nächsten Tag vor oder für seine Hausbesuche.

Essanfälle hatte ich schon in der Pubertät.

Mit meiner Freundin hatte ich früher Fressorgien. So nannten wir das auch. Entweder sie war bei uns oder ich bei ihr. Unser Kühlschrank war meistens voll. Ich habe mich sowieso selbst versorgt. Dann haben wir auch gekocht, so Sachen mit Sahne oder Käsesoße oder Schinken, möglichst fettig. Meine Freundin war auch ziemlich dick. Wir waren die Außenseiterinnen in der Klasse. Gegessen habe ich schon immer gern. Meine Eltern haben viel gearbeitet. Mein Vater war Malermeister, hat nebenher noch viel schwarz gearbeitet. Deswegen konnten wir uns auch bald ein großes Haus leisten. Er fuhr immer einen BMW. Das muss sein, meinte er. Meine Mutter war Verkäuferin, in einer Bäckerei, brachte am Abend oft was mit. Dann hatte sie auch noch ein paar Putzjobs. Sie war immer schick gekleidet, hatte aber auch zuviel Gewicht. Mein Vater hat viel getrunken, während der Arbeit viel Bier und auch zu Hause. Dann gab es meistens Krach zwischen den beiden.

Da flog auch schon mal was durch die Gegend. Ich bin auch so der Typ, aber ich lass' es nicht so raus. Mein älterer Bruder war wohl ziemlich eifersüchtig auf mich. Er hat mich oft geärgert. Auch zum Spaß gewürgt und so. Ich hatte doch ziemlich Angst vor ihm, wenn wir allein zu Hause waren. Er ist auch dick, noch mehr als ich, trinkt auch ziemlich viel, vor allem seit der Bundeswehr. Er hat sich auch häufiger mit anderen geprügelt. Meine Eltern waren dann sauer. Wenn ich mich über ihn beschwerte, sagte meine Mutter immer: ‚Stell dich nicht so an', oder: ‚Petz nicht'. Aber nach außen sollte alles in Ordnung sein.

Meine Mutter ist ziemlich impulsiv.

Meine Oma kochte oft für uns. Die war übrigens auch ziemlich mollig. Wir gingen zum Essen zu ihr. Dann gab sie mir oft noch was mit für den Nachmittag, Kuchen oder so. Wir waren ja allein zu Hause. Oder ich ging noch mal zu ihr, abends, wenn meine Eltern nicht kamen und ich nicht allein mit meinem Bruder bleiben wollte, weil der mich wieder störte. Er war auch oft neidisch, weil ich besser in der Schule war. Er hat Volksschule, seine Elektrikerlehre hat er abgebrochen. Ich hab Mittlere Reife. Danach wurde ich Physiotherapeutin. Jetzt helfe ich in der Praxis von meinem Mann. Uns geht es finanziell gut. Mein Bruder ist das zweite Mal geschieden. Na ja, viel hab ich jetzt nicht mehr mit ihm zu tun.

Gut war es mit meiner Oma.

Als ich neun war, starb meine Oma. Sie hatte immer mal zugehört, wenn ich Sorgen hatte, gab mir oft was zum Essen. Aber sie hatte nicht so viel Einfluss auf meine Eltern. Sie sagte öfter, es müsste doch auch mal Familienleben sein, nicht nur Arbeit. Aber das brachte nichts. Die wollten finanziell weiterkommen, hochkommen. Da war wenig Zeit. Ich hatte nicht das Gefühl, dass meine Mutter meine Sorgen ernst nimmt. Mein Vater sowieso nicht. Nur wenn mit der Schule was war, hat meine Mutter sich gekümmert. In Urlaub sind wir schon gefahren. Das gehörte dazu. Meistens wollten meine Eltern ihre Ruhe haben. Aber wir sind gut essen gegangen.

Als meine Oma starb – das war richtig hart.

Durchsetzen konnte ich mich nie.

Schon im Kindergarten konnte ich mich nicht durchsetzen. Ich habe eigentlich Temperament und Energie, schaffe viel, bin auch oft wütend. Nach außen lasse ich es mir nicht anmerken. In der Grundschule war ich dann „die Dicke", oder „Dickie". So nannte mich mein Bruder immer. Jedenfalls hatte mich das sehr verletzt. Aber ich konnte nicht so richtig zu jemandem gehen. Meine Mutter sagte: ‚Dann iss eben weniger.' Sie hat es ja selbst nicht geschafft. Am besten war es mit meiner Oma und dann mit meiner Freundin, die auch gefressen hat. Wir verstehen uns heute noch ganz gut. Einige von früher nennen mich heute noch ‚Dickie'. Erst fand ich das nicht schlimm. Aber jetzt ärgert es mich doch. Neulich auf dem Ärzteball kam auch jemand, die mich noch aus der Schule kannte: „Hallo Dickie, wie geht's denn so?" Und das vor allen anderen, den Kollegen von meinem Mann und ihren Frauen. Meinem Mann war es auch peinlich. Er war hinterher ziemlich wütend, ich auch. Jetzt überlege ich, ob ich die Betreffende anrufen soll, und mir das für die Zukunft verbitten.

Irgendwie traue ich mich nicht.

Ich habe Angst, mich lächerlich zu machen oder doch nicht durchzukommen. In der Schule bin ich auch oft geärgert worden, auch später auf der Realschule. In der Physiotherapieausbildung wurde es besser. Da habe ich auch mal Diät gemacht, so ein Programm von der Krankenkasse.

Meine Kinder tanzen mir auch schon auf der Nase rum.

Selbst bei meinem fünfjährigen Sohn habe ich nichts zu melden, der lässt sich nur noch von meinem Mann etwas sagen; meine Tochter ist ein bisschen verträglicher. Mein Mann arbeitet viel, zu viel, finde ich. Er meint, es muss sein. Ich würde gern mal abends weg, ins Kino oder Konzert oder meinetwegen auch zum Tanzen. Aber das ist bei seinem Programm kaum drin. Ich sage da nichts. Das Fressen ist irgendwie Gewohnheit geworden, ziemlich verfestigt. Es geht jetzt sicher so mit dreimal in der Woche seit meiner ersten Schwangerschaft. Vorher war es weniger. Wahrscheinlich lasse ich da viele Gefühle, vor allem meine Wut. Das erkläre ich mir so, aber fühlen tue ich es nicht so richtig … Vor drei Jahren hat mir mein Mann zum Geburtstag eine Fettabsaugemaßnahme am Bauch geschenkt. Das war erst ganz gut. Ich habe mich sicherer gefühlt. Aber jetzt ist wieder alles beim Alten."

Bedeutung

Essanfälle gegen Trauer, Wut und Frust

Melanie zeigt eine Reihe von typischen Merkmalen in der Entwicklung einer Essstörung mit Fressanfällen, wie wir sie immer wieder beobachten: Vermutlich gibt es in ihrer Familie eine genetische Neigung zum Übergewicht. Schon früh gewöhnte sie sich an das Essen als Trost und Beruhigungsmittel bei Konflikten. In der sehr erfolgsorientierten Familie war der Zugang zu eigenen Gefühlen gestört. Die Sorgen und Nöte von Melanie wurden kaum beachtet. Daher nahm sie sich sehr zurück. Essanfälle dienten ihr schon früh dazu, unangenehme schmerzliche Gefühle, aber auch Ärger und Wut beiseite zu drängen. Die Fähigkeit, eigene Bedürfnisse wahrzunehmen und eigene Interessen zu vertreten, wurde von Melanie kaum entwickelt. In Beziehungen verhält sie sich eher duldend und abhängig. Wegen der Essanfälle und des Übergewichts schämt sie sich und ist sozial sehr unsicher.

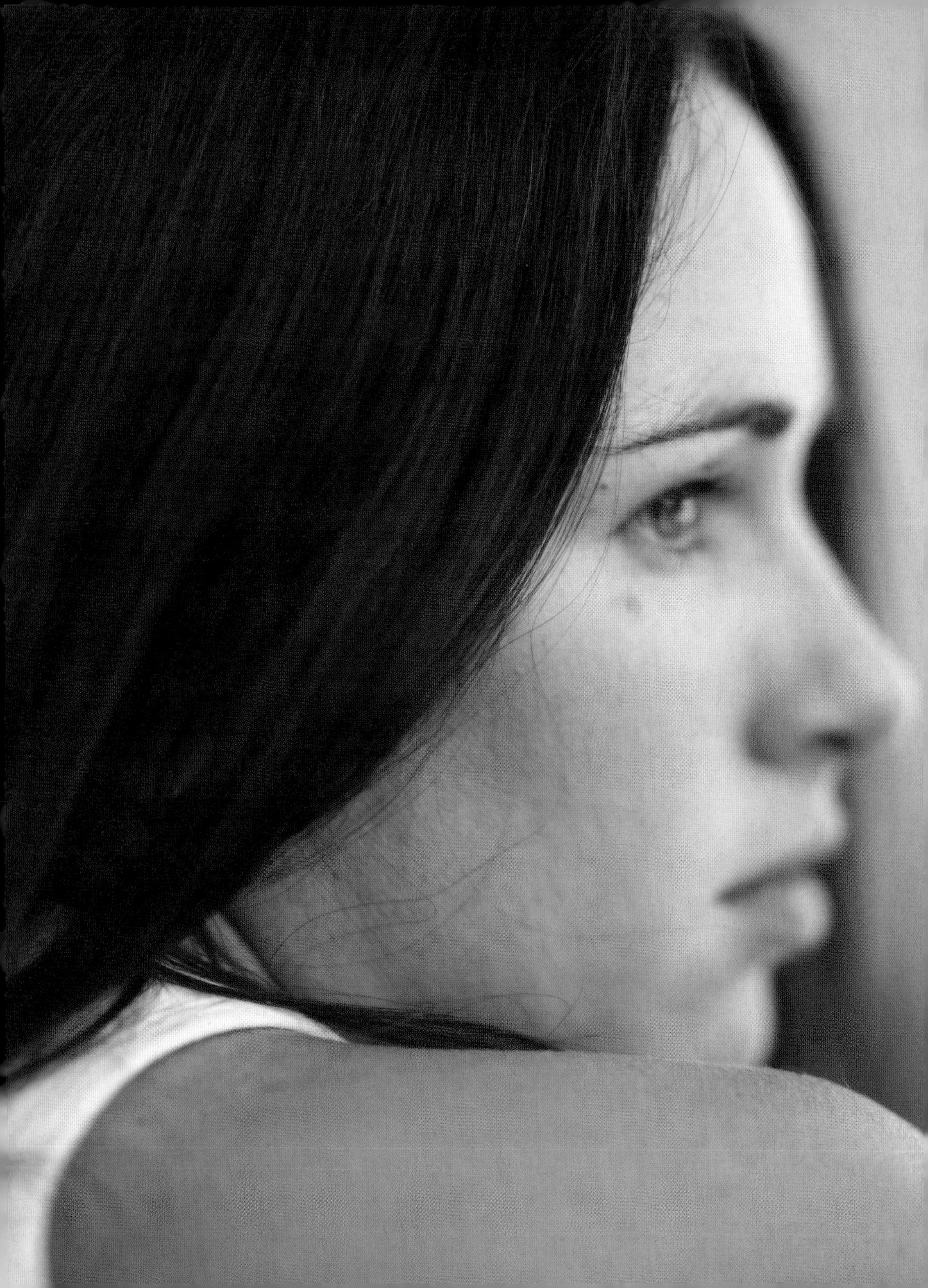

Welche Folgen haben Essstörungen?

Magersüchtige sind nicht einfach nur dünn, sondern schädigen ihren Körper schwer: Die Menstruation bleibt aus, die Knochen werden brüchig, die Durchblutung verschlechtert sich, das Herz nimmt Schaden, um nur einige der zahlreichen Folgen zu nennen. Genauso eine Negativliste gibt es auch für die Bulimie und die Binge-Eating-Störung. Aber nicht nur der Körper, sondern auch die Seele trägt tiefe Wunden davon, wenn Menschen in die „Sackgasse Essstörung“ rennen.

Wie verläuft die Krankheit?

Essstörungen sind in der Regel schwere und hartnäckige Erkrankungen. Unbehandelt werden sie oft chronisch. Je länger eine Essstörung besteht, desto schwieriger werden Veränderungen; deshalb sollte eine Therapie so schnell wie möglich begonnen werden.

Wie sind nun die Heilungschancen einer Psychotherapie? Die Hälfte der Magersüchtigen kann durch eine Psychotherapie vollständig geheilt werden. Bei einem Viertel tritt eine Besserung ein und bei einem weiteren Viertel bleibt die Essstörung trotz Psychotherapie bestehen.

Magersucht kann tödlich verlaufen

Wird Magersucht nicht behandelt, bleibt sie in ca. 40 % der Fälle bestehen. Nach 20 Jahren sind 15 % der Erkrankten verstorben. Todesursachen sind Herzstillstand und Selbstmord aufgrund von Depressionen und Vereinsamung. Somit ist Magersucht eine der bedrohlichsten seelischen Erkrankungen überhaupt.

Bei der Bulimie können ebenfalls die Hälfte der Betroffenen geheilt werden. Circa 20 % haben weiterhin bulimische Symptome. Bei 30 % gibt es einen Wechsel zwischen symptomfreien Phasen und Rückfällen. Viele Bulimikerinnen begeben sich gar nicht in Therapie. Bei der Essstörung mit „Fressanfällen“ (Binge-Eating-Störung) sind längere Verläufe noch nicht untersucht.

Folgen für den Körper

Die Folgen von Essstörungen für den Körper sind je nach Art der Störung sehr unterschiedlich. Sie hängen davon ab, ob die Störung mit Über- oder mit Untergewicht verbunden und wie stark dieses jeweils ausgeprägt ist. Dann hängen die Folgen auch davon ab, ob erbrochen wird oder nicht.

Folgen von Untergewicht und Erbrechen

Magersucht und Bulimie sind in der Regel mit folgenden körperlichen Veränderungen und Störungen verbunden:

- **Anfängliche Endorphinausschüttung.** Hungern führt, wie die Erfahrung aus Fastenkuren zeigt, zunächst zu einer verstärkten Ausschüttung von Endorphinen, d. h. körpereigenen Morphinen, die das Schmerzempfinden blockieren und eine gehobene Stimmung erzeugen. Dieser Effekt hält aber nicht dauerhaft an. Er weicht bald depressiven Stimmungen und massiven körperlichen Störungen.

- **Störungen der Hunger- und Sättigungsregulation.** Diese nehmen mit dem Anhalten der Essstörung zu. Ein normaler Rhythmus dieser Empfindungen ist nicht mehr vorhanden. Selbst nach großen Mahlzeiten können Hungergefühle erlebt werden. Es wird schwieriger, Mahlzeiten zu beenden. Umgekehrt können auch nach kleinen Mahlzeiten bereits starke Gefühle von Sättigung auftreten, unter anderem weil sich bei konstanter Unterernährung auch der Magen verkleinert.
- **Störungen des Hormonhaushalts und Aussetzen der Regelblutung (Amenorrhö).** Die Menstruation bleibt aus, da nicht genügend weibliche Hormone produziert werden. Wegen des Untergewichts und der Abnahme des Körperfetts nimmt der Körper eine Art Notabschaltung vor, sodass keine Schwangerschaft mehr eintreten kann. Bei einem Teil der magersüchtigen Patientinnen setzt die Monatsblutung bereits vor Erreichen des hierfür kritischen Untergewichts aus. Das unterstreicht, dass seelische Gründe bei der Erkrankung eine zentrale Rolle spielen. Denn die Monatsblutung kann auch bei anderen seelischen oder starken körperlichen Belastungen aussetzen. Bei Bulimikerinnen kann sich wegen Untergewichts oder starker Gewichtsschwankungen ebenfalls eine Amenorrhö entwickeln. Bei chronifizierten Essstörungen ist ein verfrühtes Einsetzen der Merkmale der Wechseljahre zu beobachten.
- **Wachstumsstörungen.** Beginnt das Untergewicht in der Pubertät, ist es mit Wachstumsstörungen verbunden. Dies betrifft die Körpergröße, die inneren Organe und den Knochenaufbau. Insbesondere viele Magersüchtige leiden aufgrund ihrer hormonellen Störungen und der zu geringen Kalziumzufuhr langfristig unter Osteoporose (Verminderung der Knochensubstanz). Die Knochen werden brüchiger. Die Patientinnen werden im Vergleich zu ihrer Altersgruppe schneller kleiner.
- **Herz- und Kreislaufstörungen.** Durch Unter- und Mangelernährung kommt es zu einem Absinken des Blutdrucks und einer Verlangsamung der Herzfunktionen. Herz- und Kreislaufstö-

rungen können lebensbedrohlich werden und stellen bei Magersüchtigen die häufigste Todesursache dar. Kreislaufstörungen führen zu einer Minderdurchblutung der Körperperipherie. Kalte, manchmal sogar blau eingefärbte Finger oder Nasenspitzen, erfrorene Zehen und ständiges Frieren auch bei normalen oder erhöhten Außentemperaturen sind die Folge. Zudem treten oft Schwindelgefühle auf, bei Bulimikerinnen häufig nach dem Erbrechen. Bei Magersüchtigen können die Herz- und Kreislaufbeschwerden zu vermehrter Wassereinlagerung im Unterhautgewebe führen. Im Bauchraum oder am Herzen kann diese lebensbedrohlich werden.

- **Magen- und Darmbeschwerden.** Bulimikerinnen können wegen ihrer Essanfälle unter starken Magenschmerzen wegen einer Überdehnung des Magens leiden. In extremen Fällen kann die Magenwand reißen. Essanfälle und insbesondere Erbrechen führen zu Übersäuerung des Magens, Reizungen und Entzündungen der Speiseröhre sowie des Mund- und Rachenraums. Unter- und Mangelernährung sind zudem oft mit Darmträgheit (Verstopfung), Blähungen und Anfälligkeiten für Magen- und Darmerkrankungen verbunden. Der Missbrauch von Abführmitteln verstärkt häufig die störenden Symptome, insbesondere die Darmträgheit. Dies führt zu einer verstärkten Einnahme solcher Medikamente, die in hohen Dosen oder bei starkem Untergewicht lebensbedrohlich werden kann.

Wichtig

Essstörungen, insbesondere Magersucht, vermindern die körperliche und geistige Leistungsfähigkeit. Die Betroffenen wollen dies jedoch oft nicht wahrhaben.

- **Schädigungen von Zähnen, Haut und Haaren.** Häufiges Erbrechen schädigt den Zahnschmelz, führt zu Karies und zu Vergrößerungen der Ohrspeicheldrüsen. Bei manchen Bulimikerinnen oder Anorektikerinnen finden sich daher „Hamsterbacken“. Austrocknung und Mangelernährung, z. B. Mangel an Vitamin B, Eisen oder Zink, führen zu trockener, spröder, schuppiger oder rissiger Haut, brüchigen Haaren oder Haarausfall.

Folgen von Übergewicht

Übergewicht findet sich zum Teil bei Bulimie und häufig bei Essstörungen mit „Fressanfällen“. Bei Übergewicht ist das Sterblichkeitsrisiko ebenfalls deutlich erhöht. Es führt zudem zu einem erhöhten Risiko von:

- **Herz- und Kreislauferkrankungen.** Hier sind insbesondere Erkrankungen der Herzgefäße, z. B. mit der Folge des Infarktes und Bluthochdruck zu nennen. Zudem kommt es zu verstärkter Verkalkung der Blutgefäße (Arteriosklerose), z. B. mit der Folge von Schlaganfällen. Es kann ebenfalls zu verstärkten Wassereinlagerungen im Gewebe kommen.
- **Stoffwechselerkrankungen:** Hier treten gehäuft Diabetes mellitus, Gallenerkrankungen und erhöhte Blutfettwerte (Hyperlipidämie) auf.
- **Atem- und Schlafstörungen:** z. B. Schlafapnoe, d. h. ein kurzzeitiger Atemstillstand im Schlaf.
- **Starke Abnutzung der Gelenke:** insbesondere der Hüft- und Kniegelenke sowie der Bandscheiben durch dauernde extreme Belastung.
- **Krebserkrankungen:** insbesondere Brust-, Gebärmutter-, Prostata- und Darmkrebs.

Für die körperlichen Folgen von Übergewicht spielen zudem die so genannten Fettverteilungsmuster eine Rolle. Grundsätzlich werden hier zwei Formen unterschieden:

- Eine gynoide („weibliche“) Form, bei der Fett insbesondere an den Hüften und Oberschenkeln abgelagert wird.
- Eine androide („männliche“) Form, bei der Fett vor allem am Bauch abgelagert wird.

Diese Formen der Fettverteilung werden vergröbert als „Birnen-“ oder „Apfelform“ charakterisiert. Sie werden durch einen Quotienten aus dem Taillen- und dem Hüftumfang erfasst. Die androide Form stellt einen besonderen Risikofaktor für Herzinfarkt dar.

Der Körper wird verzerrt wahrgenommen

Essstörungen sind regelhaft von Störungen der Körperwahrnehmung begleitet. Der gesamte Körper oder Körperteile werden in Umfang und Größe verzerrt wahrgenommen, abgelehnt oder sogar als eklig empfunden. Störungen der Körperwahrnehmung und des Körpergefühls gehen Essstörungen oft voraus. Durch Fasten oder Erbrechen soll „das Störende" und das damit verbundene negative Gefühl wieder beseitigt werden.

Mit der Essstörung verstärkt sich die Verzerrung der Körperwahrnehmung. Diese wiederum verstärkt die Essstörung. Bei Magersüchtigen wächst die Angst vor einer minimalen Gewichtszunahme umso stärker, je mehr sie abnehmen. Sie fürchten, „wie ein Hefekloß" aufzugehen. Bei Bulimie und Binge-Eating-Störung nehmen Ekel und Ablehnung oft zu. Eine Heilung von einer Essstörung ist nur zu erreichen, wenn die Körperwahrnehmung realistischer und die Gefühle und Gedanken weniger negativ werden.

Folgen für die Seele

Essstörungen sind in der Regel mit anderen seelischen Beeinträchtigungen verbunden. Oft gehen andere seelischen Störungen der Essstörung voraus. Häufig werden diese nicht angemessen wahrgenommen. Die Essstörung ist dann ein Versuch, mit diesen Störungen fertig zu werden. Natürlich missglückt dieser Versuch. Aus Essstörungen entstehen nämlich oft weitere seelische Störungen oder bereits vorhandene werden von ihnen verstärkt.

Störungen des Selbstwertgefühls und des Autonomiegefühls tragen oft zur Entste-

Auch das Hungern selbst macht seelisch krank

Wird bei körperlich und seelisch gesunden Menschen die Nahrungszufuhr über mehrere Monate um die Hälfte reduziert, kommt es zu Heißhungerattacken, Störungen des Sättigungsgefühls, Stimmungsschwankungen, Depressionen, Reizbarkeit, Angst, Apathie, sozialem Rückzug, Isolation, reduziertem sexuellem Interesse, Konzentrationsstörungen, Unlust zu Entscheidungen und verminderter Urteilsfähigkeit.

hung von Essstörungen bei: „Wenn ich schlanker wäre, könnte ich auch selbstbewusster auftreten." „Wenn ich abnehme, ist das ein Beweis dafür, dass ich mich besser kontrollieren kann als andere." „Essen ist für mich ein Trost. Wenn ich sonst keine Bestätigung bekomme, bleibt mir jedenfalls das." Gleichzeitig verstärken Essstörungen die Zweifel am Selbstwert und am Gefühl der eigenen Selbstständigkeit, weil die Betreffenden spüren, dass etwas mit ihnen nicht in Ordnung ist, dass sie von der Essstörung abhängig werden, diese nicht mehr kontrollieren können, sondern von ihr wie durch einen Zwang kontrolliert werden. Bei anderen seelischen und zwischenmenschlichen Problemen ist es ähnlich.

Die wesentlichen mit Essstörungen verbundenen seelischen Störungen sind:

- **Depressionen (affektive Störungen).** Diese sind neben einem verminderten Selbstwertgefühl gekennzeichnet durch gedrückte Stimmung, Interessenverlust, Freudlosigkeit, Verminderung des Antriebs und der Energie, erhöhte Ermüdbarkeit, Schuldgefühle, negative und pessimistische Zukunftsgedanken und Schlafstörungen. Depressionen können auch mit Appetitverlust einhergehen. Daher muss in derartigen Fällen immer abgeklärt werden, ob wirklich eine Essstörung oder eher eine Depression vorliegt. Darüber hinaus kommt es bei schwereren Depressionen zu Selbstmordgedanken, Selbstverletzungen oder Selbstmordhandlungen. Selbstmord ist bei Magersucht die zweithäufigste Todesursache. Depressionen und Stimmungslabilität stellen sich bei Untergewicht und Mangelernährung ein. Sie sind aber auch bei normalgewichtigen Bulimikerinnen häufig zu finden, ebenso bei Patienten mit Binge-Eating-Störungen und bei solchen mit deutlichem Übergewicht. Bei Magersüchtigen bleiben auch nach Verbesserungen des Essverhaltens und des Körpergewichts häufig weiterhin Depressionen bestehen.
- **Angststörungen.** Diese treten bei allen Formen von Essstörungen sehr häufig auf, insbesondere soziale Ängste. Hier besteht die Angst, von anderen prüfend beobachtet, abgewertet oder gar verachtet zu werden. Diese Gefühle treten beim Zusammensein mit kleineren Gruppen auf, nicht aber in Men-

schenmengen, in denen die Betreffenden relativ anonym bleiben können. Diese Ängste können dazu führen, dass soziale Situationen ganz gemieden werden, die Betreffenden z.B. nicht mehr zu Einladungen gehen oder in der Schulklasse, im Seminar oder am Arbeitsplatz mit anderen nicht mehr sprechen. Auch Phobien, d.h. auf einzelne Situationen oder spezifische Gegenstände gerichtete Ängste (z.B. die Angst, im Fahrstuhl eingeschlossen zu werden) treten bei Bulimikerinnen und Magersüchtigen häufig auf, ebenso generalisierte Angststörungen. Hierbei machen sich die Betreffenden ständig Sorgen um die Zukunft, um sich und um andere. Hinzu kommen psychosomatische Symptome wie Nervosität, Zittern, Herzklopfen oder Schwitzen.

- **Zwangsstörungen.** Diese zeigen sich häufig bei der Magersucht. Sie äußern sich in sinnlos erscheinenden Gedanken und Handlungen, z.B. übermäßigem Waschen, übertriebener Ordnung, Sauberkeit und Kontrolle, zwanghaftem Zählen, Grübeln oder sich aufdrängenden Bildern und Vorstellungen (z.B. andere zu verletzen), gegen die die Betroffenen sich nicht wehren können. Gerade die Magersucht hat viele Züge einer Zwangserkrankung, z.B. im zwanghaften Zählen von Kalorien oder stundenlangem Grübeln über das Essen. Zwanghafte Verhaltensweisen sind bei Magersüchtigen oft auch nach einer Normalisierung des Essverhaltens und des Gewichts zu finden.
- **Substanzmissbrauch und Sucht.** Neigung zu Missbrauch von Alkohol, Nikotin oder Koffein geht ebenfalls mit Essstörungen einher, insbesondere mit der Bulimie und vermutlich auch mit der Binge-Eating-Störung. Bei Patientinnen mit Suchtproblemen finden sich häufig zusätzlich Essstörungen, insbesondere Essanfälle und auch Erbrechen.
- **Andere Essstörungen.** Magersucht kann in ihrem Verlauf in bulimisches Verhalten oder eine Binge-Eating-Störung übergehen. Die hierzu angegebenen Zahlen schwanken sehr stark. Ausgeprägte Bulimien mit häufigen Essanfällen und Erbrechen finden sich meistens bei Betroffenen, die von ihrer Magersucht nicht loskommen. Übergänge von einer Bulimie zu einer Magersucht sind selten.

- **Persönlichkeitsstörungen.** Persönlichkeitsstörungen sind umfassende Veränderungen des Erlebens und Verhaltens von Menschen, mit denen diese sich im Denken, Fühlen, Wahrnehmen, Verhalten und in Beziehungen zu anderen von der Mehrheit der Bevölkerung unterscheiden. Diese Störungen beginnen oft bereits in der Kindheit oder Jugendzeit und sind mit deutlichen Einschränkungen der beruflichen und sozialen Leistungsfähigkeit verbunden. Diese Störungen sind in aller Regel keine Folgen von Essstörungen, sondern die Essstörungen sind oft ein Teil des Gesamtbildes von Persönlichkeitsstörungen.
- **Zwanghafte und ängstlich-vermeidende Persönlichkeitsstörungen.** Diese sind häufig bei Magersüchtigen zu finden. Mit ersterem sind z.B. ausgeprägte übermäßige Zweifel, Vorsicht, Pedanterie, Rigidiät und Eigensinn gemeint. Mit letzterem andauernde Gefühle von Anspannung und Besorgtheit, Überzeugungen von eigener Minderwertigkeit und Unattraktivität, Angst vor Ablehnung und Vermeiden sozialer Kontakte, auch beruflicher zwischenmenschlicher Aktivitäten.
- **Histrionische Persönlichkeitsstörung.** Bei Bulimikerinnen ist häufig die so genannte histrionische Persönlichkeitsstörung zu finden. Diese ist gekennzeichnet durch Dramatisierung, Theatralik und übertriebenen Ausdruck von Gefühlen, leichte Beeinflussbarkeit durch andere, ein oberflächliches und labiles Gefühlsleben, andauerndes Verlangen nach Aufregung und Anerkennung sowie übermäßiges Interesse an körperlicher Attraktivität.
- **Borderline-Persönlichkeitsstörung.** So genannte Borderline-Persönlichkeitsstörungen finden sich bei ca. 10 % aller essgestörten Patientinnen. Diese Störungen werden durch ein hohes Ausmaß von Impulsivität, z.B. Aggressivität, und einer starken Neigung zum „Schwarz-weiß-Denken“ charakterisiert. Menschen mit einer Borderline-Störung haben intensive Beziehungen, die aber häufig von Konflikten und Abbrüchen gekennzeichnet sind. Probleme mit dem eigenen Selbstbild und mit der Orientierung auf Lebensziele sind weitere Merkmale.

Folgen für die Beziehungen

Essstörungen beeinträchtigen die zwischenmenschlichen Beziehungen der Betroffenen erheblich. Das Denken und Verhalten wird oft völlig davon eingenommen, was wann und in welchen Mengen gegessen wird, wie Essen vermieden werden, wann der nächste Essanfall stattfindet oder wann ungestört erbrochen werden kann.

Essgestörte leben in zwei Welten, der Welt der Essstörung und der Welt der anderen Menschen, bei denen nicht das ganze Denken und Handeln um Essen oder Nicht-Essen kreist. Insbesondere bei Magersüchtigen findet eine „Scheidung" von der normalen Realität in der Art statt, dass die Betroffenen zwar äußerlich durchaus vernünftig und einsichtig erscheinen, im Inneren aber völlig anders erleben.

Menschen mit Essstörungen schämen sich, empfinden Schuldgefühle und Selbstekel. Auch deswegen ziehen sie sich von anderen zurück. Magersüchtige spüren in der Regel, dass andere sie kritisch ansehen, sie beobachten, auf ihr Essverhalten achten usw. Auch wenn sie nach außen hin betonen, dass es ihnen egal ist, leiden sie meistens doch sehr unter der Ausgrenzung. Bulimikerinnen können ebenfalls das Gefühl haben, andere könnten ihnen ihren Essanfall und das Erbrechen ansehen. Genauso fürchten Übergewichtige abwertende Blicke und Kommentare. Dies verstärkt Tendenzen zum sozialen Rückzug. Der mangelnde Austausch mit anderen macht noch unsicherer. Kontakte werden dadurch schwieriger. Hinzu kommen Konflikte mit den Angehörigen, mit Gleichaltrigen und am Ar-

Sonja, 20 Jahre

„Ich habe zwar irgendwie gesehen, dass ich völlig mager war und lange nicht mehr so viel schaffte wie früher. Ich fand es manchmal auch merkwürdig, dass ich meine Brötchen morgens in sechzehntel Teile zerschnitt und für ein Viertel Brötchen so lange brauchte, wie mein Bruder für drei. Aber auf der anderen Seite dachte ich, die anderen spinnen. Die können sich nicht beherrschen. Ich muss sie verachten. Die machen es falsch, ich mache es richtig. Es war wie ein Sog, ein innerer Zwang eben, der mich beherrschte. Das, was die anderen interessierte, war mir egal. Ich wollte gut in der Schule und dünn sein. Normale Sachen haben mich eigentlich nicht interessiert. Ich habe zwar so getan als ob, um normal zu erscheinen. Aber ich lebte in einer anderen Welt. Mich hat es zum Beispiel auch gar nicht mehr so berührt, als meine Freundin einen Unfall hatte, so war ich mit dem Zählen von Kalorien und dem Berechnen, was ich noch essen darf und was nicht, beschäftigt."

beitsplatz. Soziale Isolierung ist somit eines der Hauptprobleme bei chronisch Essgestörten. Sie fallen allmählich aus allen sozialen Bezügen heraus und vereinsamen. Wie bereits erwähnt wurde, ist bei Magersüchtigen die zweithäufigste Todesursache der Selbstmord. Schon lange vorher haben sich die Betreffenden oft in eine auswegslose Sackgasse manövriert und sind den sozialen Tod gestorben.

Monika, 36 Jahre alt

„Ich unterhielt mich gestern zwar noch mit meiner Kollegin und bedankte mich für die Einladung ins Kino. Aber innerlich war ich ganz woanders. Ich plante schon meinen Fressanfall. Ich wusste, mein Freund ist nicht zu Hause. Ich würde noch einkaufen gehen, dachte an das, was ich einkaufen würde, an das Erbrechen, ob ich noch genügend Putzmittel für das Klo und die Kacheln im Hause habe und noch Mineralwasser für anschließend. Das andere interessierte mich eigentlich gar nicht mehr. Ich wurde zum Junkie, der an seinen nächsten Schuss denkt. Nach außen die gute Sachbearbeiterin und nette Kollegin, innen das Fressmonster, das mich zunehmend beherrschte. Auch beim Sex konnte ich kaum noch etwas empfinden. Ich wurde innerlich immer abgestumpfter. Norbert war immer nett und bemüht, aber innerlich erreichte er mich schon lange nicht mehr."

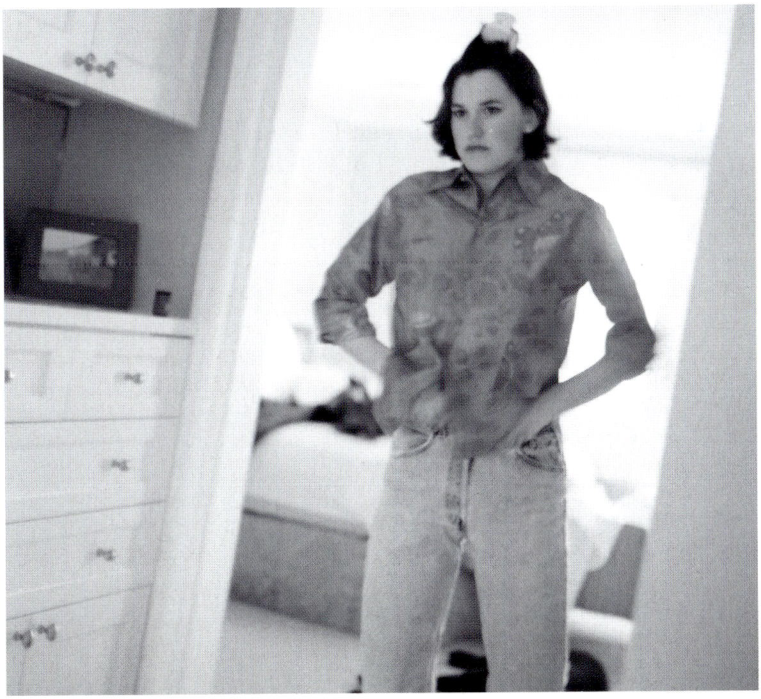

In zu enge Jeans zwängen sich viele junge Mädchen, aber Magersüchtige hungern sich in ihre Kindergröße zurück.

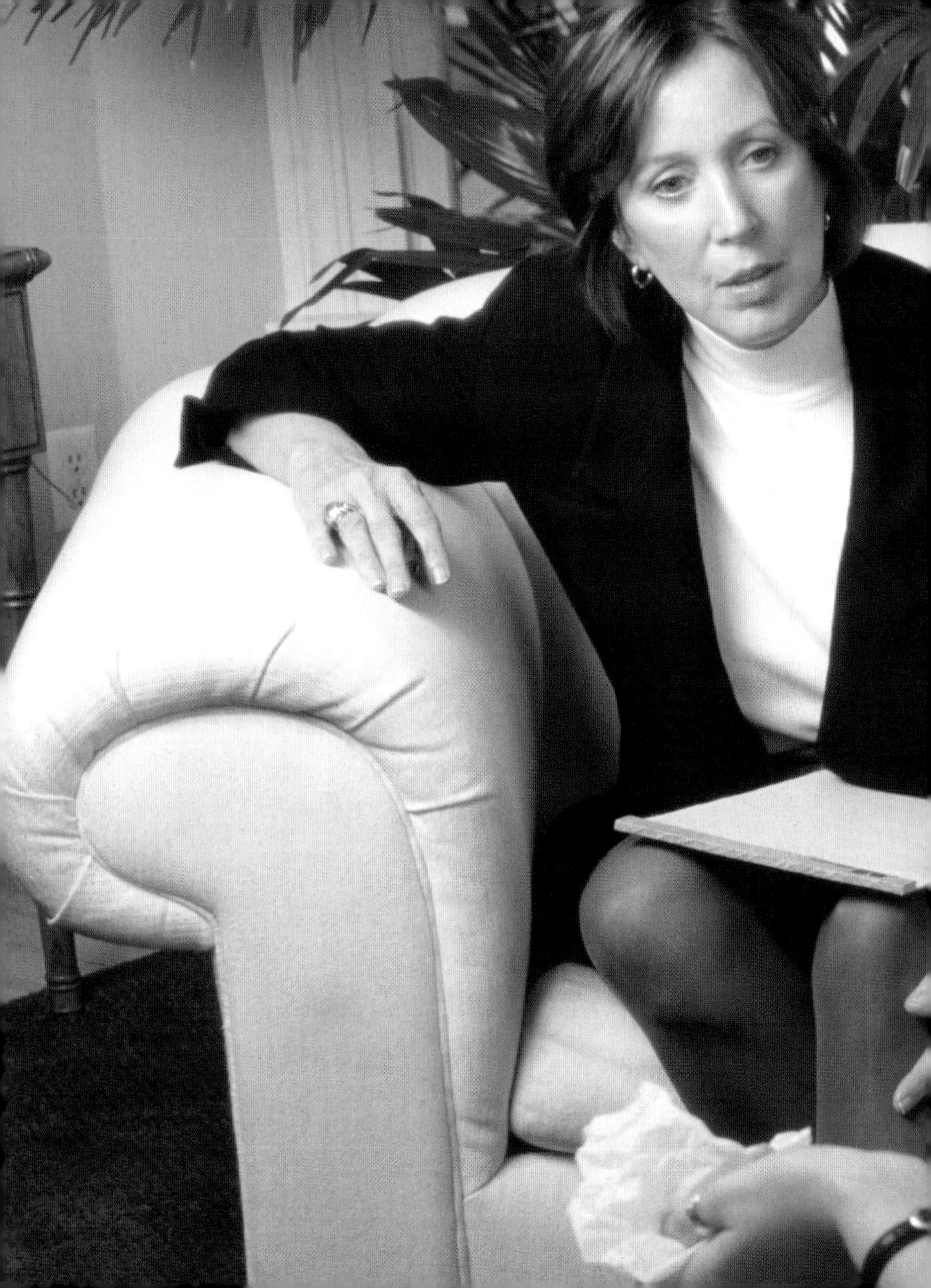

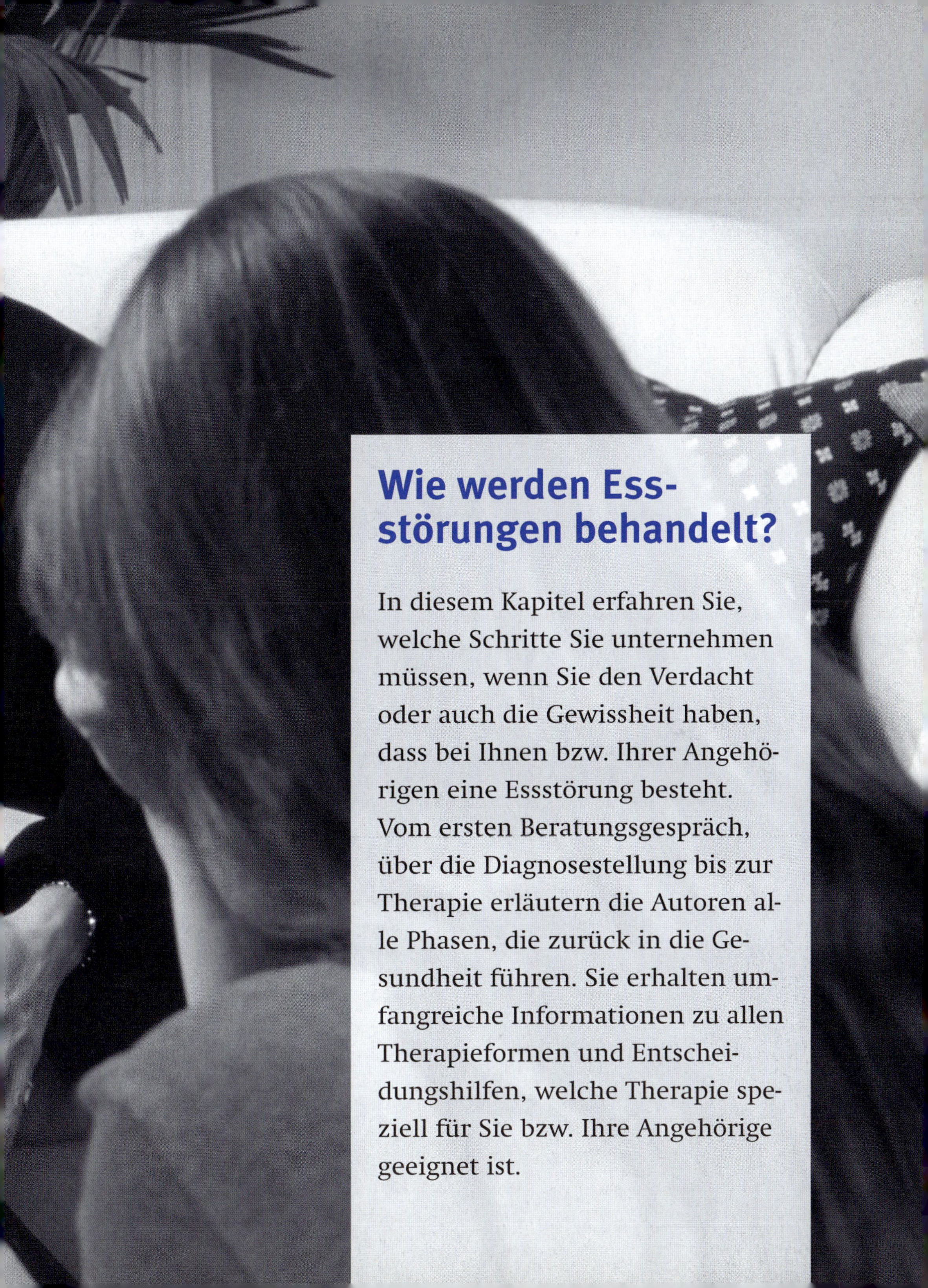

Wie werden Essstörungen behandelt?

In diesem Kapitel erfahren Sie, welche Schritte Sie unternehmen müssen, wenn Sie den Verdacht oder auch die Gewissheit haben, dass bei Ihnen bzw. Ihrer Angehörigen eine Essstörung besteht. Vom ersten Beratungsgespräch, über die Diagnosestellung bis zur Therapie erläutern die Autoren alle Phasen, die zurück in die Gesundheit führen. Sie erhalten umfangreiche Informationen zu allen Therapieformen und Entscheidungshilfen, welche Therapie speziell für Sie bzw. Ihre Angehörige geeignet ist.

Wieder normal essen und die seelischen Probleme lösen

Essstörung sind die Spitze eines Eisberges von innerseelischen und zwischenmenschlichen Konflikten und Problemen, die die Betroffenen nicht anders zum Ausdruck bringen können. Sie sind der Versuch, diese Probleme zu lösen. Ein Versuch mit unzulänglichen Mitteln, der scheitern muss und die Betroffenen in extremster Weise ein Leben lang schädigen kann. Essstörungen entwickeln eine Eigendynamik. Sie verstärken sich selbst.

Daher muss eine effektive Therapie von Essstörungen sowohl am Essverhalten selbst als auch an den seelischen und zwischenmenschlichen Problemen ansetzen. Oft werden die eigentlichen Konflikte und Ängste erst sichtbar und spürbar, wenn die Betroffenen ihr Essverhalten zu verändern beginnen. Vorher können sie immer wieder in dem gestörten Essverhalten versteckt werden. Solange eine Bulimikerin weiterhin Essanfälle hat und erbricht, spürt sie ihre dahinter stehenden Versagensängste und Selbstwertzweifel nicht. Solange eine Magersüchtige hungert, spürt sie nicht ihre Wut darüber, dass sie von ihrer Freundin ständig ausgenutzt wird. Sie richtet diese Wut gegen sich, indem sie sich selbst extrem kontrolliert. Solange sie nicht an Gewicht zunimmt, spürt sie ihre Angst vor weiblichen Formen und vor der Sexualität nicht. Das Gespräch hierüber bleibt theoretisch und erlebensfern.

Weil die Betroffenen oft alle ihre Konflikte und Probleme in der Essstörung unterbringen, kann diese nicht so bleiben, wie sie ist. Sonst kommen die Konflikte nicht in die Therapie, und der zerstörerische Kreislauf der Essstörung verfestigt sich weiterhin. Wird auf der anderen Seite nur das Essverhalten verändert, kommt es oft nur zu einer oberflächlichen Anpassung an die Erwartungen anderer, die im Erleben und damit in der Person der Betroffenen wenig Substanz haben. Essverhalten, Körpererleben und lebensgeschichtliche Konflikte der betreffenden Person müssen in ihrer Beziehung zueinander gesehen und verändert werden. Hierzu gibt es unterschiedliche Behandlungsansätze, die im Folgenden näher beschrieben werden.

Holen Sie sich Hilfe

Am Anfang jeder Behandlung steht die Erkenntnis, dass eine Essstörung vorliegt. In Beratungsgesprächen, die von entsprechenden Einrichtungen wegen der oft gewünschten Anonymität auch telefonisch oder im Internet durchgeführt werden, wird zum Beispiel zunächst geklärt, ob eine Essstörung vorliegt, welche diagnostischen Maßnahmen zur weiteren Abklärung der Störung notwendig sind, welche Behandlungsmöglichkeiten es gibt und welche bei der vorliegenden Problematik sinnvoll sein könnten.

Angehörigen-Beratung

Jeder, der befürchtet, dass sein Kind, seine Freundin, die Partnerin oder auch seine Schülerin oder Mitarbeiterin möglicherweise unter einer Essstörung leidet, kann sich an spezielle Beratungsstellen (Adressen siehe Anhang) wenden. Hier können Sie mit Fachleuten klären, ob Ihre Beobachtungen ernste Anzeichen für eine Essstörung sind und über Ihre Sorgen und Befürchtungen sprechen. Außerdem können Sie hier Hilfestellungen für ein klärendes Gespräch mit der Betroffenen selbst erhalten und erfahren, wie Sie sie für ein eigenes Beratungsgespräch motivieren können. Ob eine Essstörung vorliegt und welche Maßnahmen hier zu ergreifen sind, kann nur eine psychotherapeutische und ärztliche Untersuchung der Betroffenen selbst ergeben.

Das erste Gespräch

Daher ist der nächste Schritt der Besuch eines Psychotherapeuten oder Arztes. Wählen Sie am besten gleich einen Behandler aus, der sich auf die Diagnostik und Therapie von Essstörungen spezialisiert hat. (Das können Sie telefonisch abklären oder Sie lassen sich von Ihrer Beratungsstelle für Essstörungen einen Ansprechpartner in Ihrer Nähe nennen.)

Um eine korrekte Diagnose stellen zu können, muss der Behandler Ihnen bzw. der Betroffenen zahlreiche Fragen stellen, bei denen es u. a. um Ihre persönliche Entwicklung und das mögliche Vorhandensein weiterer seelischer Störungen geht.

Folgende Punkte sind hier wesentlich:

- Gewicht und Körpergröße
- Das „Basis-Essverhalten":
  - Wie viel wird im Durchschnitt täglich gegessen?
  - Wie sind die Mahlzeiten über den Tag verteilt?
  - Sind alle Lebensmittelgruppen vertreten?
  - Werden bestimmte Lebensmittel systematisch weggelassen?
  - Wie häufig finden Essanfälle statt?

- Wie häufig kommt es zu Maßnahmen, die gegen eine Gewichtszunahme gerichtet sind, wie Erbrechen, Missbrauch von Abführmitteln, Einnehmen abführender Nahrung, sportliche Übungen?
- Welche Methoden der Gewichtskontrolle werden verwendet (Wiegen, bestimmte Test-Kleidungsstücke)?
- Wie häufig werden Gewicht und Aussehen kontrolliert?
- Wie ist das Körperbild?
  - Werden bestimmte Körperteile als hässlich empfunden und abgelehnt?
  - Wird versucht, diese Körperregionen durch Fasten, Erbrechen, Missbrauch von Abführmitteln oder sportliche Übungen zu beeinflussen?
- Kommt die Menstruationsblutung regelmäßig oder ist sie gestört?

Sind die wesentlichen Fragen zum Essverhalten und zur Essstörung abgeklärt, muss geprüft werden, ob weitere seelische Schwierigkeiten und Erkrankungen vorliegen, insbesondere:

- Selbstwertprobleme und Depressionen,
- soziale Ängste und sozialer Rückzug,
- hoher Leistungsdruck und Perfektionismus.

Weitere zentrale Aspekte der Diagnostik sind in der Regel:

- Die auslösende Situation für die Essstörung und deren Entwicklung:
  - Wann hat sich das gestörte Essverhalten entwickelt?
  - Gab es in dieser Zeit Veränderungen im Leben der Betroffenen oder standen Veränderungen an?
  - Gab es mögliche Vorläufer der Essstörung, z. B. besondere Empfindlichkeiten, Neigung zu Erbrechen in der Kindheit, Neigung zu ungezügeltem Essen?
- Einstellung zu Essen, Diät, Gewicht, und Aussehen in der Familie?

  - Waren die Mahlzeitsituationen angenehm oder entspannt?
  - Waren die Mahlzeiten mit Streit, Konflikten oder Kontrolle verbunden?
  - Wurde Essen oft als Trost eingesetzt oder besonders kontrolliert?
  - Wurden Essverhalten, Gewicht, Figur oder Aussehen abwertend kommentiert?
  - Wurden gemeinsame Diäten durchgeführt?
  - Wurde besonderer Wert auf Schlankheit oder ein perfektes äußeres Erscheinungsbild gelegt?

- Gab es Essstörungen, Suchtansätze, Depressionen und andere seelische Erkrankungen in der Familie?

- Wie hat sich das Körperbild entwickelt, insbesondere in der Pubertät?
  - Setzte diese im Vergleich zur Altersgruppe früh oder spät ein?
  - Wurden Veränderungen als unangenehm erlebt? Welche?
  - Wurde ein Erleben von Unzulänglichkeit mit der körperlichen Entwicklung verbunden?
  - Gab es Bestätigungen oder Abwertungen durch Gleichaltrige?

- Welche Erfahrungen wurden in Sexualität und Partnerschaft gemacht?

- Welche Erfahrungen wurden in der Familie in folgenden Bereichen gemacht:
  - Wurden das Selbstwertgefühl und die Selbstständigkeit bestätigt und angemessen ermutigt?
  - Wurden die persönlichen Grenzen und die Intimsphäre altersgemäß respektiert?
  - Konnten unterschiedliche Gefühle wie Angst, Traurigkeit oder Wut zugelassen werden und wurde auf diese Gefühle eingegangen?
  - Wurden Konflikte zugelassen und offen ausgetragen? Wurden sie eher unter den Teppich gekehrt oder wurden sie sehr heftig oder gewalttätig ausgefochten?
  - Welche Wertvorstellungen wurden hauptsächlich vermittelt und gelebt?

- Konnten unterstützende soziale Beziehungen außerhalb der Familie entwickelt werden?

Über diese Fragen wird die Essstörung in den Zusammenhang der gesamten Entwicklung der Betroffenen gestellt. Eine ganze Reihe dieser Fragen kann oft am Anfang nicht schlüssig beantwortet werden. Zum Beispiel findet man am Anfang einer Therapie oft keine Antwort auf die inneren Beweggründe für die Entwicklung der Störung und das, was sie eigentlich ausgelöst hat („auslösende Situation"). Das liegt daran, dass wir alle dazu neigen, uns an Unangenehmes nicht gern zu erinnern, es zu verdrängen.

Im Verlaufe von Therapien werden die Zusammenhänge dann deutlicher, weil man sich ihnen angstfreier stellen kann. Dennoch ist es wichtig, sich von Anfang an über mögliche Zusammenhänge und die eigene lebensgeschichtliche Entwicklung Gedanken zu machen.

Die Untersuchung beim Arzt

Zur Diagnostik einer Essstörung gehört in jedem Falle eine Untersuchung bei einem Arzt, um das Gewicht zu kontrollieren und die Blutwerte zu untersuchen, damit eventuelle Ernährungsmängel (z.B. Eisen oder Kalzium) erkannt werden. Besonders wichtig sind die Elektrolytwerte. Die Elektrolyte Natrium und Kalium spielen eine entscheidende Rolle bei der Aufrechterhaltung der Kreislauffunktionen. Bei Beschwerden im Magen, in der Speiseröhre und im Darm sollten auch hier spezifische Untersuchungen stattfinden. Zudem sollte der Hormonstatus überprüft werden.

Diese Untersuchungen sollten entsprechend der körperlichen Beeinträchtigung während einer Behandlung regelmäßig wiederholt werden. Daher ist eine enge Kooperation zwischen dem betreuenden Arzt und dem Psychotherapeuten notwendig.

So lernen Sie, wieder normal zu essen

Essprotokolle

Zur Erfassung des Basis-Essverhaltens, des Essrhythmus sowie der Häufigkeit von Essanfällen und gegensteuernden Maßnahmen haben sich Essprotokolle bewährt. Hier wird in formalisierter oder freier Form festgehalten wann, wo, mit wem, was, in welcher Menge gegessen oder getrunken wurde, ob es sich dabei um einen Essanfall handelte und ob bzw. welche gegensteuernden Maßnahmen ergriffen wurden.

Anhand des Protokolls kann über die Menge des Gegessenen, die Art der Nahrungsmittel, die Essenszeiten und mögliche Veränderungen hierbei gesprochen werden. Wir beraten unsere Patientinnen anhand eines von Becker (1994) entwickelten Bausteineplans. Hier wird davon ausgegangen, dass bei einer gesunden Ernährung bestimmte Lebensmittelgruppen in einer bestimmten Menge repräsentiert sein sollen. Das Führen von Essprotokollen hat also nichts mit Kalorienzählen zu tun. Es verstärkt auch nicht die bei vielen Essgestörten, insbesondere bei Magersüchtigen, sehr ausgeprägte Selbstbeobachtung. Diese verliert sich in der Regel erst im Laufe einer Behandlung. Anhand der Essprotokolle kann man auch sehen, welche Nahrungsmittel beim täglichen Essen weggelassen werden. Häufig werden gerade diese hochkalorischen Speisen dann bei Essanfällen verschlungen.

In der Spalte „Ereignisse, Gedanken, Gefühle" kann speziell festgehalten werden, welche Ereignisse, welche Gedanken und Gefühle Essanfällen vorausgingen oder ihnen folgten. Dies kann helfen, allmählich die spezifischen Auslöser für Essanfälle, z.B. Zustände von Anspannung oder Enttäuschung, genauer zu erfassen und alternative Umgehensweisen mit ihnen zu erarbeiten. Bei Magersüchtigen kann hiermit manchmal besser gesehen werden, was die Betroffenen z.B. empfinden, wenn sie etwas mehr gegessen haben oder wenn sie wieder weniger essen als bisher.

Ein Beispiel für ein Formblatt ist auf den nächsten Seiten abgebildet.

Verbieten Sie sich bestimmtes Essen?

Manchmal kann es sinnvoll sein, eine spezielle Liste „verbotener" und „erlaubter" Nahrungsmittel zusammenzustellen. In der Therapie ist es wichtig, dass die „verbotenen" Nahrungsmittel allmählich wieder in das normale Essverhalten integriert werden können.

Essprotokoll

Datum: ________ ☐ Arbeitstag ☐ arbeitsfreier Tag ☐ Wochenende

Uhrzeit	Ort	mit wem?	Nahrungsmittel/Getränke Menge	Art

Den Auslöser finden. Bei schwereren oder schon länger bestehenden Bulimien oder Essstörungen mit Fressanfällen sind die Auslöser für Essanfälle oft am Anfang von Behandlungen nicht zugänglich. Sie werden nur sehr global verspürt: „Ich fühle mich angespannt", „mir geht es schlecht", „ich habe Hunger" oder „ich fühle mich voll". Eine Differenzierung wird häufig erst später möglich.

Manchmal werden zu Essprotokollen und zu Esstagebüchern Listen von möglichen Gefühlszuständen oder Ereignissen gege-

Essanfall?	gegensteuernde Maßnahmen (z. B. Sport, Appetitzügler, Erbrechen, Abführmittel)	Ereignisse, Gedanken und Gefühle

ben. Diese bieten Anregungen dazu, was möglicherweise vor einem Essanfall in der betreffenden Person, in den Beziehungen oder bei der Arbeit vor sich gegangen sein kann. Essprotokolle können auch in Tagebuchform geführt werden. In Tagebüchern kann mehr festgehalten werden als in Protokollen, z. B. Träume oder ausführliche Beschreibungen von Gedanken, Gefühlen und Ereignissen. Bei allem sollte nicht vergessen werden, dass Protokolle und Tagebücher Mittel zum Zweck sind – nämlich, das Essverhalten selbst und seine Zusammenhänge besser zu verstehen und beides zu verändern.

Ernährungsberatung

Ernährungsberatung klärt über gesunde und angemessene Ernährung und einen entsprechenden Rhythmus auf. Den Betroffenen wird zudem gezeigt, wie sie ihr Essverhalten schrittweise verändern können, um ein gesundes Gewicht zu erreichen und Essanfälle vermeiden zu können. Dazu ist es häufig notwendig, die Auswahl der Nahrungsmittel zu verändern.

Gesundes Essverhalten neu erlernen

Essgestörte gelten häufig als Expertinnen für Ernährung, weil sie sich ständig mit Nahrungsmitteln, deren Zusammensetzung und vor allem deren Kaloriengehalt beschäftigen. Dabei wird übersehen, dass das Ernährungswissen oft sehr einseitig oder verzerrt und das Erleben und Verhalten von irrationalen Ängsten geprägt ist. Daher müssen gerade Menschen mit einer Essstörung gesundes Essverhalten tatsächlich neu erlernen.

Angst vor Kohlehydraten. Häufig werden Kohlehydrate (Getreideprodukte wie Brot, Nudeln und Reis oder Kartoffeln) vermieden, aus der Angst heraus, diese könnten dick machen. Der Verzicht auf Kohlehydrate führt oft dazu, dass Heißhungergefühle während des Tages anwachsen. Essanfälle können so vorprogrammiert werden. Manche Essgestörte, insbesondere Bulimikerinnen, hungern sich hierdurch in Zustände von Unterzuckerung hinein, sodass sie tatsächlich das Gefühl haben, sie brechen zusammen, wenn sie nicht sofort etwas in sich hineinstopfen. Manche Magersüchtige erleben dies als übermächtige Gier und strengen sich noch mehr an, diese zu bekämpfen. Sie erleben nicht, dass sie das extreme Hungergefühl selbst erzeugt haben. Im Inneren sind sie davon überzeugt, dass diese übermächtige Gier immer weiter bestehen bleiben und sie in eine unermessliche Gewichtszunahme treiben wird. Der Verzicht auf Kohlehydrate führt rasch zu einem Abfallen der körperlichen und geistigen Leistungsfähigkeit, häufig auch zu einem Stimmungsabfall. Auch der unregelmäßige Essrhythmus und der Verzicht auf Mahlzeiten fördern Unterzuckerung und unerträgliche Heißhungergefühle. Daher muss in der Behandlung von Essstörungen möglichst bald und soweit wie möglich ein regelmäßiger Essrhythmus und eine ausreichende Zufuhr an Kohlehydraten erreicht werden. In manchen Behandlungen wird dies vertraglich vereinbart. Verstöße werden entsprechend geahndet und führen sogar zum Ausschluss aus der Therapie.

Bausteineplan. In Anlehnung an Becker (1994) empfehlen wir den Betroffenen die Orientierung an einem Bausteineplan für Ernährung. Dessen Schwerpunkte liegen auf dem ausreichenden Verzehr von Getreideprodukten und Kartoffeln (Kohlehydrate) und von Milchprodukten (Eiweiß, Kalzium). Ein Baustein für Getreideprodukte ist z.B. ein Vollkornbrötchen oder eine Scheibe Vollkornbrot. Ein Baustein für Milchprodukte ist z.B. ein kleiner Becher Joghurt (125 g) oder ein Glas Milch (0,2 Liter). Aus der Gruppe der Kohlehydrate sollten täglich sechs Bausteine genommen werden, aus der Gruppe der Milchprodukte fünf.

Fett ist lebensnotwendig

Bitte beachten Sie, dass der völlige Verzicht auf Fett ungesund ist, weil bestimmte Vitamine (A, D, E und K) nur über Fette, insbesondere Öle, aufgenommen werden. Außerdem dienen Fette als Bausubstanz für Körperzellen und liefern essenzielle Fettsäuren, die der Körper nicht selber herstellen kann. Sie sollten daher täglich eine geringe Menge vor allem pflanzlicher Öle zu sich nehmen, z.B. zum Salat.

Essen für einen Tag nach dem Bausteineplan

Frühstück (Zahl der Bausteine in Klammern): 1/2 Tasse Müsli (1) mit 1 Apfel (1) und 1 Glas Milch (1), 1 Scheibe Vollkornbrot (1) mit Butter (1 Teelöffel, 1) und Marmelade (3 Teelöffel, 1)

Zwischenmahlzeit: 1 Becher Joghurt (1) oder 1 kleine Banane (1)
Mittagessen: 2 Tassen Reis, gekocht (2), 1 Schnitzel (150 g, 3), 200 g Brokkoli (2); als Nachtisch 1 Quarkspeise (2) mit Früchten (1)
Zwischenmahlzeit: 1 Stück Kuchen (1)

Abendbrot: 2 Scheiben Vollkornbrot (2) Butter (1) mit je 1 Scheibe Wurst (1) und 1 Scheibe Käse (1); als Salat dazu 50 g Blattsalat (1) mit einer Tomate (1) in Essig-Öl-Dressing (1)

Dies wären ca. 24 Bausteine. Das entspricht ungefähr 2000 Kcal, also dem, was ein normal tätiger erwachsener Mensch täglich benötigt. Zusätzlich sollten täglich mindestens 1,5 Liter Flüssigkeit (Wasser, Früchtetees, verdünnte Obstsäfte) getrunken werden. Dabei muss beachtet werden, dass koffeinhaltige Getränke (auch grüner Tee) dem Körper Flüssigkeit entziehen. Entzug von Flüssigkeit kann zu Kreislaufproblemen führen.

Langsam und in Ruhe essen. Neben der Zusammenstellung der Nahrung ist es unabdingbar, sich für das Essen ausreichend Zeit einzuräumen; für die drei Hauptmahlzeiten mindestens eine halbe Stunde. Während dieser Zeit sollte nichts anderes getan werden. Nebenher Essen, z.B. während der Arbeit oder beim Fernsehen, führt dazu, dass nicht genau hingefühlt wird, was und wie viel gegessen wird. Beim Essen sollte der unterschiedliche Geschmack der Speisen gespürt werden. Zudem dauert es eine Weile, bis sich allmählich das Gefühl der Sättigung einstellt. Hastiges Essen führt zu übermäßigem Essen. Daher sollten immer wieder kleine Pausen eingelegt werden. Zudem ist es wichtig, beim Essen auf allzu enge Bekleidung zu verzichten. Diese schnürt den Bauch ein und vermittelt das Gefühl, man werde zu dick oder sei es schon. Das Essen sollte in einer möglichst bequemen Situation genossen werden.

Gewichtsvereinbarungen bei Magersucht

Bei der Behandlung von magersüchtigen Betroffenen werden zwischen Behandlern und Patientinnen häufig ein Mindestgewicht, ein Zielgewicht und Schritte der Gewichtszunahme vereinbart.

Mindestgewicht

Für eine Psychotherapie muss ein Mindestgewicht sichergestellt sein. Wird dies unterschritten, sind die Betroffenen in der Regel nicht mehr in der Lage, in einer Psychotherapie mitzuarbeiten. Bei einem Body Mass Index von 14 ist in der Regel eine ambulante Behandlung nicht mehr möglich. Hier sollte eine stationäre Psychotherapie eingeleitet werden. Bei einem BMI von 12 ist überhaupt keine Psychotherapie mehr möglich. Hier geht es nur noch um die Zunahme von Gewicht. Diese sollte stationär in einer medizinischen Klinik stattfinden.

Zielgewicht

Das Zielgewicht ist das Gewicht, das während einer Behandlung angestrebt wird. Oft liegt es bei Magersüchtigen geringfügig über einer kritischen Grenze, über die sich die Betroffenen bisher nicht hinaustrauten, weil sie Angst hatten, dann „endgültig zu fett zu werden“, „aus dem Leim zu gehen“ und ähnliches. Manchmal liegt es bei einem BMI von 18 oder mehr. Zielgewichte werden im Laufe der Behandlung verschoben, wenn bestimmte Zwischenziele erreicht sind.

Gewichtszunahme

Um den sich selbst verstärkenden Zirkel der Magersucht zu unterbrechen und eine Auseinandersetzung mit dem Essen und dem Körperbild zu fördern, erwarten wir von unseren Patientinnen in der ambulanten Behandlung in der Regel eine Gewichtszunahme von 500 g pro Woche. Über das Empfinden bei dieser Zunahme und innere Hindernisse hierbei wird in der Therapie ausführlich gesprochen. Bei Nichteinhaltung kann die Behandlung abgebrochen werden. Manche stationären Einrichtungen erwarten eine Gewichtszunahme von 1000 g pro Woche. Dies ist unter den besonderen Bedingungen einer stationären Behandlung leichter zu erreichen als im ambulanten Rahmen. Der Verzicht auf Schritte zur Gewichtszunahme und auf die Vereinbarung eines Zielgewichts kann dazu führen, dass nicht genügend Augenmerk auf das Essverhalten und die Körperängste gelegt wird.

Verhaltensänderungen bei Übergewicht

Bei Essstörungen, die mit Übergewicht verbunden sind, stehen das gestörte Essverhalten und die damit zusammenhängenden Emotionen und Konflikte sowie das gestörte Bewegungsverhalten im Vordergrund der Behandlung. Bei extremer Adipositas allerdings ist eine Gewichtsabnahme am Anfang einer Behandlung unerlässlich, um gesundheitliche Gefährdungen zu verringern. Dies muss stationär in einer hierauf spezialisierten Einrichtung erfolgen. Eine Abnahme um zehn Prozent des aktuellen Körpergewichtes verbessert den Blutdruck und die Blutfettwerte bereits erheblich. Dies ist aber oft schon ein sehr hoch angesetztes Ziel. Um es zu halten, müssen sowohl die Ernährungs- als auch die Bewegungsgewohnheiten erheblich und dauerhaft verändert werden. Hierzu ist eine längere ambulante Behandlung nach einer stationären Therapie erforderlich.

Einzelpsychotherapien

Psychodynamische Psychotherapien

Hiermit wird ein breites Spektrum psychotherapeutischer Methoden bezeichnet, die sich aus der Psychoanalyse ableiten. Allen gemeinsam ist, dass seelisches Leiden als Ausdruck von ungelösten Konflikten der Betroffenen angesehen wird. Diese Konflikte sind oft unbewusst, das heißt den Betroffenen nicht ohne weiteres zugänglich. Sie haben ihre Wurzeln in der kindlichen und jugendlichen Entwicklung.

Verdrängter Ärger

Eine Angestellte ärgert sich über eine Arbeitskollegin, die ihre Aufgaben nicht erledigt, sodass sie Mehrarbeit hat. Eigentlich ist sie wütend. Sie hat aber Angst, zu heftig zu werden und die Kollegin zu verletzen. Zudem fürchtet sie, die Kollegin könnte sich rächen. Sie bemüht sich, die Wut nicht mehr zu spüren und gibt sich besonders freundlich. Sie fängt in der Mittagspause an, verstärkt zu essen. Der verdrängte Ärger äußert sich auf diese Weise.

Mit Konflikt sind widerstreitende innere Strebungen der betreffenden Person gemeint. So kann der Wunsch nach Selbstbestimmung und Unabhängigkeit im Widerspruch zu Wünschen nach Geborgenheit und Bindungen an Partnerschaft oder die Eltern stehen. Eine Magersucht beispielsweise könnte auf diesem Hintergrund als Versuch verstanden werden, sich einerseits von den Eltern durch Nicht-Essen abzugrenzen und so die Selbstständigkeit zu betonen. Zugleich können hierdurch körperliche und seelische Reifung und damit zugleich die Abgrenzungskämpfe der Pubertät vermieden werden und die Betroffene in einer kindlichen Position verbleiben.

Andere Konflikte können den Gegensatz zwischen Triebgesteuerten Wünschen und Impulsen, z. B. sexuellen oder aggressiven, und verinnerlichten Normen betreffen, oder den Gegensatz zwischen dem eigenen Ideal, den Ansprüchen an die eigene Person, und der Realität.

Erleben und Verändern unbewusster Vorgänge. Den Betroffenen sind die skizzierten Zusammenhänge häufig nicht klar, sondern weit gehend, manchmal auch gänzlich unbewusst. In der psychodynamischen Psychotherapie werden gerade diese unbewussten Vorgänge als die entscheidenden angesehen. Sie sollen

Erbrechen als „Reinigung"

Eine Schülerin hat sich für ein Referat besonders angestrengt und ist an den Tagen vor dem Vortrag sehr aufgeregt. Sie schläft schlecht. Beim Vortrag ist sie unkonzentriert. Sie verspricht sich mehrmals. Zusätzlich fallen ihren Mitschülern zwei Tippfehler auf dem Handout auf. Sie bekommt insgesamt eine 1- für ihre Leistung. Erhofft hatte sie sich eine 1+ mit einer entsprechenden Verbesserung ihrer Punktzahl für das Abitur. Insbesondere die Tippfehler auf dem Handout sind ihr peinlich. Am Nachmittag nach dem Referat hat sie zwei Essanfälle und erbricht. Sie leidet an einem Gefühl der Unzulänglichkeit, weil sie ihr selbst gestecktes Ziel nicht erreicht hat. Die an sich selbst gerichtete Ideal-Anforderung und die Realität klaffen auseinander. Diese Lücke wird im Erleben durch den Perfektionismus noch vergrößert wie durch ein Mikroskop, sodass sie sich als Versagerin erlebt. Sie schämt sich. Gleichzeitig vermisst sie Anerkennung für ihre Bemühungen und ist wütend auf sich und den Lehrer. Bei den Essanfällen stopft sie Lebensmittel in sich hinein, bis sie Bauchschmerzen bekommt. Zunächst hat das Essen tröstenden Charakter, dann selbstbestrafenden. Das Erbrechen erlebt sie als „Reinigung". Sie fühlt sich danach „frei und leer". Die durch das Erleben von Unzulänglichkeit erzeugte Spannung wird durch die bulimische Handlung „beseitigt".

aufgedeckt, erlebt und verändert werden. Für psychodynamische Psychotherapie ist weiterhin wesentlich, dass Menschen dazu neigen, in ihrem Leben immer wieder in dieselben Konfliktkonstellationen zu geraten. Dies ist besonders ausgeprägt bei Menschen der Fall, die zu seelischen Erkrankungen neigen. Sie geraten nicht nur immer wieder in dieselben Schwierigkeiten und Konflikte. Ihre Umgangsmöglichkeiten mit diesen sind auch eingeengter als bei anderen. Deshalb entstehen seelische oder auch körperliche Symptome als unbewusster Lösungsversuch. Psychodynamische Psychotherapien machen sich dieses Phänomen zu Nutze. Wesentliche Konflikte wiederholen sich nämlich auch in der therapeutischen Beziehung. Dies nennt man Übertragung. Diese Wiederholungen sind oft abgemilderter als im Alltag. Der Vorteil ist, dass sie in der therapeutischen Beziehung erkannt und durchgesprochen werden können. So können die Betroffenen die unbewussten, oft automatisiert ablaufenden inneren Erlebensweisen und äußeren Reaktionen kennen lernen und verändern.

Therapiemöglichkeiten bei Essstörungen

- Diagnostik
- ärztliche Untersuchung
- Beratung

Psychodynamische Psychotherapien

- Veränderung von aktuellen inneren und zwischenmenschlichen Konflikten
- Angezeigt, wenn die Essstörung durch Arbeit an aktuellen seelischen Konflikten gebessert werden kann
- Bei Essstörungen muss die Symptomatik intensiv mit einbezogen werden

Verhaltenstherapie

- Veränderung des Essverhaltens, der begleitenden Gedanken und Gefühle
- Angezeigt, wenn überwiegend am Verhalten gearbeitet werden soll

- Viele Patientinnen profitieren von beiden Therapieformen

Analytische Psychotherapie

- Intensive langfristige Arbeit an den lebensgeschichtlichen Konflikten
- Angezeigt bei umfassenden seelischen Störungen

Welche Therapie ist für mich oder meine Angehörige geeignet? Diese Schema gibt Ihnen einen Überblick über alle möglichen Therapieformen bei Essstörungen. Die einzelnen Therapien werden im Folgenden ausführlich beschrieben.

Familien- und Paartherapie

- Veränderung der Familien- und Partnerbeziehungen
- Angezeigt bei engen Beziehungen zu den Angehörigen und starker Mitbetroffenheit
- Häufig mit Einzeltherapie zu kombinieren

Gruppentherapie

- Veränderung der zwischenmenschlichen Konflikte
- Anzeige entsprechend
- Häufig mit Einzeltherapie zu kombinieren

Kreative und Körpertherapien

- Zugang zu kreativen Möglichkeiten und Körpererleben
- Meist als Zusatzverfahren angezeigt

Stationäre Therapie

- Verbindung mehrerer Therapieansätze
- Arbeit am Essverhalten
- Anzeigen:
  - starkes Untergewicht (BMI ≤ 14)
  - Essanfälle u. Erbrechen täglich u. öfter
  - Depressivität u. Angst
  - Festgefahrene familiäre Konflikte
  - Soziale Einschränkungen
  - Keine Fortschritte in ambulanter Therapie

Dauer und Kostenübernahme. Psychodynamische Psychotherapien werden in Deutschland derzeit zum großen Teil von den Krankenkassen finanziert. Dabei können folgende Formen unterschieden werden:

Tiefenpsychologisch fundierte Kurzzeittherapie

Hier werden bis zu 25 Stunden von der Krankenkasse übernommen. Die Sitzungen finden in der Regel einmal in der Woche statt.

Tiefenpsychologisch fundierte Langzeittherapie

Hier werden 50 Stunden von der Krankenkasse finanziert. In Ausnahmefällen kann auf 80 oder 100 Stunden verlängert werden. Auch hier sind die Sitzungen in der Regel einmal wöchentlich.

Analytische Psychotherapie

Hier werden 160 Stunden von der Krankenkasse bezahlt, in Ausnahmefällen bis zu 240 oder 300 Stunden. Hier finden zwei- oder dreimal wöchentlich Sitzungen statt, manchmal auch viermal.

Für Kinder und Jugendliche umfassen die Stundenkontingente jeweils 25 für die Kurzzeittherapie und 70 bzw. 90 für die Normaltherapie.

Vorgespräche. Für alle kassenfinanzierten Psychotherapien sind so genannte probatorische Sitzungen vorgesehen. Das sind Vorgespräche, in denen herausgefunden werden soll, als wie schwer das Krankheitsbild einzuschätzen ist, welchen Hintergrund es in der Lebensgeschichte und der Persönlichkeit der Betroffenen vermutlich hat und welche Therapieform vermutlich zu Besserungen führen wird. Zudem sollen Betroffene und Behandlerin bzw. Behandler prüfen können, ob sie sich eine vertrauensvolle Zusammenarbeit über längere Zeit vorstellen können.

Neben Einzelpsychotherapien finden diese Behandlungen auch in Gruppen statt. Zudem sind Paar- und Familiengespräche möglich, bei Kindern und Jugendlichen sind Elterngespräche sogar regelhaft vorgesehen.

Wann reicht eine Kurzzeittherapie? Eine Kurzzeittherapie ist immer dann zu empfehlen, wenn eine Erkrankung nur relativ kurze Zeit besteht und nicht besonders schwer ist, z.B. wenn sich eine Magersucht seit einem halben Jahr entwickelt hat, keine den Tagesablauf beeinträchtigenden depressiven Symptome aufgetreten sind und es in der Familie nicht nur noch Konflikte um das Essen gibt. Kurzzeittherapie ist zudem angezeigt, wenn die weitere Behandlungsperspektive noch geklärt werden muss, zum Beispiel, wenn doch in nächster Zeit ein Klinikaufenthalt stattfinden sollte, wenn ein Ortswechsel bevorsteht oder wenn die Behandlungsmotivation noch unklar ist.

Wann ist eine Langzeittherapie nötig? Länger anhaltende oder schwerere Störungen bedürfen einer Langzeittherapie. Tiefenpsychologisch fundierte Psychotherapie konzentriert sich dabei auf die Konflikte und Schwierigkeiten der Betroffenen im aktuellen Lebensumfeld, zum Beispiel in der Partnerschaft, in der Familie, am Arbeitsplatz oder in der Schule. Dabei wird der lebensgeschichtliche Hintergrund mit einbezogen.

Ist die Störung tiefer in der Persönlichkeit verwurzelt, mit mehreren Konflikten verbunden und vermutlich mit einer Bearbeitung der aktuellen Konflikte nicht wesentlich zu bessern, ist eine analytische Psychotherapie oft die Behandlung der Wahl. Eine solche Therapie ist intensiv, dauert in der Regel zwischen zwei und vier Jahren und verlangt ein großes Engagement von den Betroffenen, insbesondere die Bereitschaft, sich intensiv mit dem eigenen Erleben und der eigenen Entwicklung zu beschäftigen.

Diese Behandlungen finden klassischerweise so statt, dass die Patientin auf einer Couch liegt und der Therapeut dahinter sitzt. Das fördert die Beschäftigung mit der eigenen Person. Es gibt aber auch abgewandelte Formen, in denen Patientin und Therapeut sich gegenübersitzen. Dies ist bei schwereren Störungen häufig nötig. In dieser Therapie wird intensiv mit inneren Prozessen, z.B. Träumen, in denen sich die unbewussten Gefühle und Konflikte deutlich zeigen können, und mit der therapeutischen Beziehung gearbeitet. In der Behandlung von Essstörungen ist eine solche intensive Therapie oft erst möglich, wenn die Essstörungssymptomatik stabilisiert ist, zum Beispiel nicht täglich Essanfälle stattfinden oder der BMI über 16 liegt. Aber auch dies hängt letzten Endes davon ab, wie sich Betroffene und Behandler eine Therapie vorstellen können.

Katathym-imaginative Psychotherapie. Eine Sonderform der tiefenpsychologisch fundierten Psychotherapie ist die katathym-imaginative Psychotherapie. Was verbirgt sich hinter diesem Wort? Es handelt sich hier um eine Therapiemethode, in der die Patientinnen angeleitet werden, sich zu bestimmten Themen Bilder und Szenen vorzustellen, zu „imaginieren". „Katathym" bezeichnet Dinge, die einem unbewusst im Sinn, in den Gedanken oder am Herzen liegen. In der Therapie sind bestimmte Grundthemen, zum Beispiel ein Berg, ein Fluss oder ein Haus vorgegeben, zu denen die Patienten ihre Einfälle und Vorstellungen mitteilen. Diese Methode ist oft besonders geeignet bei Menschen, denen der Zugang zu ihrem inneren Erleben verloren gegangen ist und die völlig in den Bann von Symptomen geraten sind. Diesen wird hierdurch geholfen, wieder zu der Breite und Tiefe ihrer Gefühle und Vorstellungen zu gelangen, ihre unbewältigten „Lebensthemen" zu entdecken und einen anderen Umgang mit ihnen zu finden.

Verhaltenstherapie

Die Grundlage der verhaltenstherapeutischen Methoden sind Erkenntnisse über menschliches Erlernen von Verhaltensweisen und Einstellungen durch Belohnung, Bestrafung und Nachahmung. Zudem wendet der Therapeut Erkenntnisse über die Auswirkungen von Einstellungen und Gedankengängen auf das Wahrnehmen und Verhalten an. Symptome wie z. B. Essstörungen werden als Produkt einer „Lerngeschichte" angesehen. Dabei wird der Lebenshintergrund der Betroffenen, deren Lernerfahrungen in der Familie oder mit Gleichaltrigen berücksichtigt. Das gestörte Essverhalten wird als ein verfestigtes „Fehl-Lernen" angesehen. Die Kreisläufe „Diät halten – Essanfall – Erbrechen – Diät halten" oder „Hungern – Kontrolle des Gewichts – weiteres Hungern" sollen durchbrochen werden.

Abmachungen treffen. Mit den Betroffenen werden zum Beispiel Vereinbarungen über so genannte strukturierte Esstage oder über eine schrittweise Gewichtszunahme getroffen. Bei strukturierten Esstagen werden Tage eingeführt, in denen ihr Essverhalten an das normale Verhalten herangeführt wird. Hierbei muss den Betroffenen vorher klar geworden sein, durch welches Verhalten sie ihre Essstörung immer wieder aufrechterhalten. Wenn derartige Veränderungen trotz Beratung und Absprachen nicht gelingen, können auch so genannte „Expositionssitzungen" durchgeführt werden. Hier kann zum Beispiel eine Bulimikerin oder ein Patient mit Fressanfällen in Gegenwart einer Therapeutin Schokolade in kleineren Portionen essen, dabei dem Geschmack nachspüren, statt des Erbrechens oder Weiteressens ihre Gedanken und Gefühle mitteilen oder einer anderen Betätigung nachgehen, zum Beispiel malen. Anschließend wird probiert, das hier Erfahrene in den Alltag zu übertragen.

Alternatives Verhalten einüben. Zu einer verhaltentherapeutischen Behandlung gehört wie im eben genannten Beispiel auch der Aufbau von alternativen Verhaltensweisen statt der Fressanfälle, des Erbrechens oder Sporttreibens. Wenn eine Magersüchtige nach einer Mahlzeit den Drang zum Joggen hat, kann mit ihr vereinbart werden, dass sie vorher eine CD hört und anschließend ihre Ängste vor Gewichtszunahme aufschreibt oder malt, wie sie sich fühlt. Beim Aufbau alternativer Verhaltensweisen wird an die vorhandenen, manchmal aber verschütteten Fähigkeiten der Patientinnen angeknüpft.

Spannungen richtig abbauen. Es geht auch um einen anderen Umgang mit Anspannung. Häufig dient das gestörte Essverhalten dazu, derartige Gefühle los zu werden. Es werden zunächst die Situationen identifiziert, in denen Spannungszustände auftreten. Dann werden mögliche andere Verhaltensweisen besprochen und im Alltag erprobt. Anschließend wird wieder besprochen, welche Erfahrungen hiermit gemacht wurden und was weiter verändert werden kann.

Neben diesen Verhaltensweisen und Gefühlen, die direkt auf das Essverhalten einwirken, werden im Verlauf der Behandlungen auch die weiteren Zusammenhänge bearbeitet und verändert. Dient zum Beispiel ein Essanfall dazu, eine Auseinandersetzung mit einer Kollegin zu vermeiden, so wird daran gearbeitet, wie eine solche Auseinandersetzung zu führen ist.

Ein positives Selbstbild entwickeln. Neben ungelösten Problemen im zwischenmenschlichen Bereich müssen auch die Einstellungen, Gedanken und Gefühle der Betroffenen zu sich selbst, die so genannten Selbstschemata, verändert werden. Dies betrifft insbesondere folgende Bereiche:

- Die Fixierung auf die Schlankheit, das Dünnsein bzw. das Hungern, zum Beispiel die Ideen: „Nur wenn ich schlank bin, bin ich liebenswert“, oder: „Wenn ich hungere, beweise ich, dass ich mich selbst unter Kontrolle habe“.
- Das Perfektionsstreben, das bei den Betroffenen immer wieder Gefühle von Ohmacht und Unzulänglichkeit hervorruft, zum Beispiel „Nur wenn ich ein perfektes Referat halte, kann ich mich achten“ oder „Nur wenn ich perfekt geschminkt bin, kann ich auf der Party etwas sagen“.
- Andere zur Essstörung beitragende Gedanken oder Einstellungen wie das „Entweder-oder-Denken“ („Entweder ich habe mich ganz unter Kontrolle und faste oder ich lasse mich gehen, dann kann ich ruhig fressen und erbrechen.“), der übertriebene Bezug auf sich selbst („Die Kolleginnen haben getuschelt, als ich draußen war. Da ging es bestimmt um meine Figur“) oder abergläubische Einstellungen („Man sieht es bestimmt an meinen Hüften, dass ich zwei Scheiben Käse gegessen habe“).

Wichtig

Nur mit einer Veränderung der Selbstschemata kann eine Essstörung dauerhaft überwunden werden. Dabei hat sich die Verhaltenstherapie als sehr wirksame Methode erwiesen.

An diesen Vorstellungen wird anhand von konkreten Situationen, von Bildern aus Zeitschriften, oder der Äußerungen der „inneren Stimme“ gearbeitet. Sie werden in den Therapiesitzungen konkret ausgearbeitet, zum Beispiel aufgeschrieben oder wörtlich mitgeteilt, in Frage gestellt und durch praktische Veränderungen überprüft und modifiziert.

Dauer und Kostenübernahme. Auch die Verhaltenstherapie wird in Deutschland von den Krankenkassen finanziert. Hier werden in Vorgesprächen ebenfalls die Symptome der Erkrankung, deren Entwicklung, die Persönlichkeit der Betroffenen und wesentliche lebensgeschichtliche Ereignisse besprochen. Zudem wird auch hier überprüft, ob der verhaltenstherapeutische Ansatz Aussicht auf Erfolg hat und ob Betroffene und Behandler sich eine Zusammenarbeit vorstellen können.

Verhaltenstherapie findet statt als:

- **Kurzzeittherapie.** Diese umfasst 25 Stunden und ist bei leichteren, kürzer andauernden Störungen ausreichend.

- **Langzeittherapie.** Diese umfasst 45 Stunden, in Ausnahmefällen sind Verlängerungen bis zu 60 oder 80 Stunden möglich. Langzeittherapie ist bei schwereren, länger anhaltenden Störungen angeraten.

Verhaltenstherapien werden auch bei Kindern und Jugendlichen sowie in Gruppen und bei Paaren und Familien angewendet. Bei Kindern und Jugendlichen sind dieselben Stundenzahlen vorgesehen wie bei Erwachsenen.

Körperpsychotherapie

Bei körpertherapeutischen Verfahren wird davon ausgegangen, dass frühe belastende emotionale Einflüsse, insbesondere traumatisch erlebte Situationen zu Veränderungen in der Muskulatur und des vegetativen Nervensystems führen. Daher stellt die Körperpsychotherapie vor allem körperliche Prozesse, die sich in Verspannung, Bewegung, Atmung und Stimme niederschlagen, ins Zentrum der therapeutischen Arbeit.

Bei Essstörungen trägt die Körpertherapie dazu bei, den Körper zu sensibilisieren, ihn nach und nach wieder als Ganzheit erleben zu können und sich von der Fixierung auf als problematisch erlebte Zonen zu lösen. Das Erleben der hierbei zum Vorschein kommenden Ängste, Schmerzen oder Anspannungen bietet einen Zugang zu den dahinter liegenden psychischen Konflikten und zu deren Veränderung. Durch die aktive Einflussnahme auf den Körper und die Körperfunktionen verbessert sich die Selbstwahrnehmung und Selbsterfahrung und es kommt zu einem Zuwachs von Autonomie und Selbstwertgefühl. Der Körper wird nicht mehr als lästige Fessel empfunden, gegen den es zu kämpfen gilt, sondern kann Schritt für Schritt angenommen werden. Abgespaltene Gefühle werden in ein ganzheitliches Erleben der Person integriert.

In der Körpertherapie essgestörter Patientinnen wird mit Körperwahrnehmungsübungen, speziellen Entspannungsverfahren sowie mit gelenkten, auf den Körper bezogenen, Imaginationsübungen in Einzelbehandlungen und in Gruppen gearbeitet.

Häufig stehen folgende Aspekte im Vordergrund:

- Die Aufmerksamkeit wird auf Bewegungen, Atmung und Körperempfindungen gerichtet, um den Betroffenen diese Bereiche zugänglich zu machen.
- Das Gefühl bei und der Umgang mit verschiedenen Körperpositionen werden erprobt: Beim Sitzen, Stehen, Liegen oder Bewegen im Raum werden unterschiedliche Gefühlszustände und Erinnerungen deutlich. So kann z.B. das Liegen bei Angstproblematiken oder traumatischen Erfahrungen als bedrohlich erlebt werden. Übungen im Stehen und Bewegen können dazu beitragen, die vorhandenen Stärken deutlich zu machen und einen Zugang zur eigenen Kraft zu finden.
- Körperwahrnehmungsübungen unter Einbeziehung von Spiegel und Videokamera tragen dazu bei, den Körper realistischer wahrzunehmen.
- Berührungen werden von Frauen und Mädchen mit Essstörungen wegen der nicht selten erfahrenen Grenzverletzungen psychischer, körperlicher sowie sexueller Art häufig zwiespältig erlebt. Einerseits haben sie Angst vor einer Berührung, andererseits sehnen sie sich danach. Dieser Zwiespalt wird besprochen; wenn der Wunsch nach Körperkontakt überwiegt, kann Berührung wie z.B. bei einer biodynamischen Massage als angenehm und das Körpergefühl erweiternd empfunden werden.
- Ein besonderer Schwerpunkt ist der gesamte Vorgang der Nahrungsaufnahme und der Verdauung bzw. des Erbrechens. An den entsprechenden Körperregionen kann mit unterschiedlichen körpertherapeutischen Praktiken gearbeitet werden. Essübungen einzeln oder in der Gruppe sind hierfür hilfreich.

Die Kosten für eine ambulante Körperpsychotherapie werden derzeit nicht von den gesetzlichen Krankenkassen übernommen. Daher wird diese Therapie zurzeit überwiegend im Rahmen eines Klinikaufenthalts oder als zusätzliche Therapie z.B. zu einer ambulanten tiefenpsychologisch fundierten Psychotherapie angewendet.

Kreative Therapien

Kreative Therapiemethoden werden ebenfalls vor allem im stationären Rahmen in der Behandlung von Essstörungen angewendet, weil auch hier die gesetzlichen Krankenkassen keine ambulanten Einzelbehandlungen finanzieren. Eine Kombination verschiedener Behandlungsverfahren hat sich wegen der Komplexität von Essstörungen bewährt. Kreative Behandlungsmethoden fördern vor allem positive Veränderungen im Selbstbild und im Körpererleben. Im Umgang mit verschiedenen Materialien können schöpferische und gestalterische Potenziale wieder entdeckt oder entwickelt werden.

Als Ergänzung zur sprachlichen Auseinandersetzung mit ihrer Krankheit können die Betroffenen hier eine andere Ausdrucksmöglichkeit für ihre Gefühle und Konflikte finden. Manchmal werden Aspekte oder Schichten des Erlebens angesprochen, die mit rein verbalen Methoden nicht zum Vorschein kämen. Kreative Verfahren können in der Einzel- wie in der Gruppentherapie eingesetzt werden.

Sie brauchen keine Begabung für eine kreative Therapie

Viele glauben, eine kreative Therapie wäre für sie nicht geeignet, weil sie keine künstlerische Begabung hätten. Doch bei diesen Therapieformen geht es nicht darum, ob Sie gut malen, singen oder tanzen können. Bewertungen, wie „gut“ oder „schlecht“ spielen hier gar keine Rolle. Sie können dabei vielmehr Ihre Empfindungen und Wahrnehmungen durch Farben, Töne oder Bewegungen ausdrücken. Oft fällt es leichter, auf diese Weise an verschüttete Gefühle heranzukommen.

Tanztherapie. In der Tanztherapie wird versucht, über die Bewegung innere Zustände nach außen zu bringen, also Gefühle, Phantasien und Erlebnisse tänzerisch zu zeigen. So können Sie ein Gefühl empfinden, das sie vorher vielleicht gar nicht registriert haben. Mit Bewegungen können z.B. Trauer, Wut, Zu- oder Abneigung ausgedrückt werden. Dabei entsteht zwischen dem Tanztherapeuten und der Betroffenen eine Art „Gespräch“ auf der Bewegungsebene. In diesen bewegten Dialogen können Erinnerungen an frühere Situationen enthalten sein.

Musiktherapie. In der Musiktherapie werden durch das Medium der Musik, auf das viele Menschen gefühlsmäßig stark ansprechen, emotionale Prozesse ausgelöst und aktiviert. So trägt sie zur Verbesserung der Selbstwahrnehmung bei. Sie kann ebenfalls als Einzel- oder Gruppenbehandlung durchgeführt werden. Im Gruppenprozess lernen die Teilnehmerinnen, sich mit diesem Medium anderen Gruppenmitgliedern zu nähern und auf unterschiedliche Arten in Kontakt zu treten. Der nicht wertende, experimentierende und improvisatorische Umgang mit Musikinstrumenten bildet dabei die therapeutische Arbeitsgrundlage. Krank machende Einstellungen und Verhaltensweisen können so hörbar, sichtbar und erlebbar gemacht und hierdurch allmählich verändert werden.

Familien- und Paartherapie

Familien- und Paartherapie sollte immer dann stattfinden, wenn vermutet werden muss, dass die Essstörung durch Schwierigkeiten in der Familie oder Partnerschaft bedingt ist, durch diese mit aufrechterhalten wird oder wenn die Essstörung das Zusammenleben beeinträchtigt. Familiengespräche sollten immer stattfinden, wenn die Betroffenen noch zu Hause leben. Familien- und Paartherapie kann auch in Kombination zur Einzeltherapie stattfinden. Dies ist bei älteren Jugendlichen oder Erwachsenen oft der Fall. Auch in stationären Einrichtungen finden mittlerweile häufig familien- und paartherapeutische Gespräche statt.

Stabilisierungsphase. Familientherapie bei Essstörungen findet meist in drei Schritten statt. Die erste Phase ist die so genannte Stabilisierungsphase. Hier geht es um die Stabilisierung des Essverhaltens, um Regelungen des Mindestgewichts, der Gewichtskontrolle und Zunahme bzw. um eine Regulierung des Essens und Erbrechens. Parallel zu den Familiengesprächen finden oft Einzelgespräche mit den Betroffenen statt. Zudem sind regelmäßige ärztliche Untersuchungen notwendig.

Konfliktlösungsphase. Der nächste Schritt ist die Bearbeitung der familiären Konflikte, die mit der Essstörung verbunden sind, die Konfliktlösungsphase. Hier sollen die Beziehungskonflikte der Beteiligten so geklärt werden, dass die Symptome nicht mehr oder nicht mehr so stark wie bisher auftreten. Zwischen den Familienmitgliedern soll eine neue Balance zwischen wechselseitiger Bezogenheit, dem Gefühl der Zusammengehörigkeit einerseits, und Selbstständigkeit, dem Verfolgen eigener Ziele und Interessen andererseits, erreicht werden. Dabei muss ein angemessenes Eingehen auf die Gedanken und Gefühle der verschiedenen Familienmitglieder ohne Herabsetzungen oder Beschämungen ebenso gefördert werden wie die Fähigkeit, Konflikte auszutragen und auch heftige Gefühle angemessen auszudrücken. Hier muss oft auch das Gefüge der wechselseitigen Verpflichtungen und Ansprüche, in die die Familienmitglieder verwickelt sind, neu geordnet werden.

In eine Familientherapie sollten die Familienmitglieder einbezogen sein, die zusammenleben. Manchmal wird auch mit Teilgruppen, zum Beispiel mit Mutter und Tochter, dem Elternpaar oder den Geschwistern gearbeitet, wenn hier wesentliche Probleme liegen. In manchen Fällen hat es sich als sinnvoll erwiesen, die Großeltern mit in Familientherapien einzubeziehen, insbesondere dann, wenn Großeltern mit im Hause oder im Haushalt leben oder wenn enger Kontakt zwischen den Patientinnen und ihnen besteht.

Reifungsphase. Der letzte Schritt, die „Reifungsphase", soll die neue Balance zwischen Autonomie und Bezogenheit festigen. Zudem soll hier das veränderte Essverhalten weiter stabilisiert werden. Manchmal wird hier noch eine Einzel- oder Gruppentherapie für die Betroffenen eingeleitet. Hier können Probleme geklärt werden, die nicht mehr im Familienkreis besprochen werden sollten, z. B. sexuelle Probleme, Konflikte mit Gleichaltrigen oder Beziehungserfahrungen.

Wenn Beziehungsschwierigkeiten der Eltern deutlich werden ist auch eine Paartherapie oder Einzeltherapie für die Eltern angezeigt. Manchmal haben Eltern Schwierigkeiten, sich mit der Ablösung der Kinder zu arrangieren und reagieren hier mit Angst oder Depression.

Dauer und Kostenübernahme. Eine Familientherapie ist aufwändig, da alle Beteiligten über längere Zeit regelmäßig zu Gesprächen kommen müssen. Auf der anderen Seite können hier Konflikte oft schneller und direkter geklärt werden als in Einzelbehandlungen. Familientherapien sind häufig kürzer als andere Behandlungen. Somit wird insgesamt Zeit und Aufwand gespart. Familiengespräche finden meistens auch nur in größeren Abständen, zwei- oder vierwöchentlich statt.

Wenn es überhaupt nicht möglich ist, die gesamte Familie in die Behandlung mit einzubeziehen, kann auch von vornherein mit Teilgruppen gearbeitet werden. In manchen Fällen kann es sehr schwierig sein, überhaupt Familiengespräche durchzuführen, obwohl die Familie für die Essstörung sehr wichtig ist. Dies ist vor allem dann der Fall, wenn Vernachlässigungen, sexueller Missbrauch oder Misshandlungen vorgekommen sind. Hier ist eine Klärung oft nicht möglich, weil auf Seiten der Täter die Bereitschaft hierzu nicht vorhanden ist. Sie muss häufig erst in getrennten Gesprächen erarbeitet werden. Oft wollen auch die Opfer keine Wiederbegegnung mit den Tätern oder anderen Angehörigen.

Familiengespräche können als Kurzzeit- oder als Langzeittherapie im Rahmen tiefenpsychologisch fundierter oder verhaltenstherapeutischer Behandlungen innerhalb der von den Krankenkassen finanzierten Psychotherapie durchgeführt werden. Ihre Notwendigkeit muss begründet werden.

Gruppentherapie

Gruppentherapien haben sich in der Behandlung von Essstörungen als hilfreich erwiesen. Dies gilt insbesondere für Betroffene, die sozial sehr isoliert sind oder Defizite in ihrer Kommunikationsfähigkeit entwickelt haben. Wenn deutlicher wird, wie und wann die Essstörung zur Regulierung von Beziehungen eingesetzt wird, können diese besser verändert werden. Gruppen sind hierzu ein gutes Erkenntnis- und Übungsfeld. Sie ermöglichen ein soziales Lernen in einem geschützten Raum und die Überprüfung und Relativierung eigener Normen.

Gruppentherapie kann dabei als alleinige Behandlungsform oder ergänzend zu einer Einzel-, Paar- und Familientherapie durchgeführt werden. Gruppentherapie unterscheidet sich von Selbsthilfegruppen dadurch, dass sie kontinuierlich durch Therapeuten angeleitet ist. Die Gruppen sollten dabei so zusammengestellt sein, dass sich nur Patientinnen mit Essstörungen in ihnen befinden, sodass die notwendige Konzentration auf das Essverhalten, das Körpergefühl und die hiermit verbundenen Probleme stattfinden kann.

Was passiert in einer Gruppentherapie?

Eine Gruppentherapie bietet folgende Möglichkeiten:

- Die soziale Isolation durch die Essstörung kann aufgebrochen werden, weil mehrere Betroffene mit denselben Problemen zusammenkommen und die Scham wegen der Essstörung gemindert ist.
- Rückmeldungen aus der Gruppe über das eigene Verhalten und dessen Wirkung ermöglichen das Erlernen von Abgrenzung, Durchsetzung eigener Wünsche und Annahme von Unterstützung.
- Eigene Normen, z.B. Perfektionsvorstellungen, starre Ansichten über „richtig" und „falsch", „gut" und „schlecht", „Erfolg" und „Misserfolg" können überprüft und relativiert werden. Schuldgefühle und das Empfinden von Beschämung können so verändert werden.
- Von anderen verstanden und angenommen zu werden, von deren Erfahrungen zu profitieren, Ratschläge und Hilfestellungen zu erhalten und anderen mit eigenen Erfahrungen selbst weiterhelfen zu können, fördert Veränderungen. Das hierdurch entstehende Gefühl eigener Wirksamkeit sowie der Gruppenzusammenhalt stärken das Selbstwertgefühl.
- In Gruppen treten Beziehungsmuster und Erlebensweisen aus früheren Gruppensituationen, zum Beispiel mit den Eltern, den Geschwistern, aus dem Kindergarten, aus der Gleichaltrigengruppe automatisch wieder auf. Diese Übertragungen beziehen sich sowohl auf die anderen Gruppenmitglieder als auch auf die Therapeuten. Sie können in der geschützten Gruppensituation erkannt, besprochen und verändert werden. Auch in dieser Hinsicht ermöglichen Gruppenbehandlungen wesentliche Neuerfahrungen.

Für wen ist eine Gruppentherapie geeignet?

Gruppentherapie als alleinige Behandlungsform bietet sich an bei Betroffenen mit einer schwach oder mäßig ausgeprägten Essstörungssymptomatik, bei sozialer Isolierung und Schwierigkeiten in der Kommunikation mit anderen. Bei sehr ausgeprägten Beschämungsängsten, starken Schwierigkeiten im Sozialverhalten oder wenn andere Menschen schnell als feindselig und bedrohlich erlebt werden, kann eine Gruppentherapie auch überfordernd sein. Hier ist zunächst eine Einzeltherapie angezeigt. Bei schwereren Essstörungen, vor allem wenn sie mit anderen Störungen wie Depressionen, starker Angst oder Substanzmissbrauch gemeinsam auftreten, ist eine Gruppentherapie als alleinige Behandlungsform oft nicht ausreichend. Hier muss sie mit Einzelbehandlungen kombiniert werden.

Gruppenbehandlungen werden unterschiedlich durchgeführt. Manche basieren allein auf Gesprächsbasis. Hier konzentriert sich die Behandlung auf die Beziehungen der Teilnehmerinnen und Teilnehmer außerhalb und innerhalb der Gruppe sowie zum Therapeuten. Diese werden in Zusammenhang zum Symptom gebracht. In anderen Formen der Gruppentherapie werden Essprotokolle, Übungen, Rollenspiele, Familienphotos, Familienstammbäume oder Collagen und andere Mittel mit einbezogen.

Therapieformen, Dauer und Finanzierung

Gruppenpsychotherapien werden zurzeit in der Regel nur dann von den Krankenkassen finanziert, wenn sie als alleinige Psychotherapieform durchgeführt werden und wenn es sich um verhaltenstherapeutische oder tiefenpsychologisch fundierte Gruppen handelt. Die ebenfalls von den Krankenkassen finanzierten analytischen Gruppentherapien werden in aller Regel nicht als störungszentrierte Behandlungen angeboten.

Leider erlauben die derzeit gültigen Psychotherapie-Richtlinien in den meisten Fällen noch keine Kombination von Therapieformen in der ambulanten Versorgung, obwohl sie häufig sinnvoll wäre und im stationären und tagesklinischen Rahmen praktiziert wird.

Verhaltenstherapeutische Gruppen sind eher übungsorientiert. Tiefenpsychologisch fundierte Gruppen sind eher gesprächsorientiert, beziehen aber auch Elemente kreativer Therapieformen mit ein.

Verhaltenstherapeutische Gruppen werden als Kurzzeittherapie bis zu 25 Doppelstunden, als Langzeittherapie bis zu 45 Doppelstunden von den Krankenkassen finanziert. Im besonderen Fall kann auf 60, im Ausnahmefall auf 80 Doppelstunden verlängert werden. Dies gilt für die Behandlung von Erwachsenen ebenso wie für die von Kindern und Jugendlichen.

Tiefenpsychologisch fundierte Gruppenpsychotherapie wird als Kurzzeittherapie ebenfalls bis zu 25 Doppelstunden von den Krankenkassen übernommen. Als Langzeittherapie werden bis zu 40, in besonderen und Ausnahmefällen bis zu 60 bzw. 80 Doppelstunden finanziert. Für Kinder und Jugendliche liegt hier die Höchstgrenze bei tiefenpsychologisch fundierter und analytischer Psychotherapie bei 90 Doppelstunden.

Stationäre Psychotherapie

Bei schweren und hartnäckigen Essstörungen ist in der Regel eine stationäre Psychotherapie erforderlich. Dies ist insbesondere dann der Fall, wenn

- die Essstörung sehr ausgeprägt ist. Dies ist der Fall, wenn der BMI um 14 und darunter liegt, wenn ein schneller Gewichtsverlust stattfindet oder wenn Essanfälle und Erbrechen täglich oder häufiger auftreten, zudem bei ausgeprägten körperlichen Beschwerden aufgrund der Essstörung, z.B. Schwindel- und Schwächegefühlen.
- die Essstörungen mit ausgeprägten anderen seelischen Symptomen, zum Beispiel Depressionen oder Angstzuständen verbunden ist,

- die Bewältigung des Alltags durch die Essstörung eingeschränkt ist,
- wenn die Beziehungen durch die Essstörung in eine Sackgasse geraten, sich in der Familie oder in der Partnerschaft zum Beispiel nur noch über das Essen gestritten wird und sonst gar keine Gespräche oder Aktivitäten mehr stattfinden, oder
- wenn es in einer ambulanten Behandlung keine Fortschritte gibt.

Margret, 17 Jahre alt

Margret wiegt 44 kg und ist 1,77 m groß. Sie hat somit einen BMI von etwas über 14. Sie isst erst ab nachmittags, dann meistens nur einen Magermilchjoghurt und einen Apfel, abends zwei Scheiben Brot mit „Du-darfst-Käse" oder Magerquark ohne Butter, und trinkt eine Kanne Kamillentee. Spätabends trinkt sie noch ein Glas warme fettarme Milch. Innerhalb der letzten vier Monate hat sie zehn Kilo abgenommen, im Jahr davor zwölf. Ihre Regelblutung kommt seit einem Jahr nicht mehr. Sie versucht, am Schulunterricht teilzunehmen. Ihr wird aber oft schwindelig. Sie friert schnell. Haare und Haut sind brüchig bzw. rissig. Sie leidet zudem unter Verstopfung. Mit Mitschülerinnen trifft sie sich überhaupt nicht mehr. Sie hat auch keine Lust mehr auf die Tanzstunde. Meistens lernt sie bis spätabends. Sie ist oft weinerlich, reagiert empfindlich auf Kritik. Sie hat auch starke Zweifel am Sinn ihres Lebens geäußert. Wenn die Eltern einkaufen, fährt sie mit, um zu kontrollieren. Es gibt regelmäßig Streit, wenn die Eltern Vollmilch oder Sahne kaufen wollen. Alle sollen fettarm essen. Die Eltern lassen sich dass nicht mehr gefallen. Auch sonst kommt es zu heftigen Streitereien, wenn Margret nichts isst. Meistens rennt sie dann weinend in ihr Zimmer.

Wenn eine Essstörung so ausgeprägt ist, wie es in den beiden Kästen beschrieben wird, findet man in aller Regel nur noch in einer stationären Psychotherapie einen therapeutischen Zugang. Hier können mehrere therapeutische Ansätze gleichzeitig angewendet werden. Das verbessert deren Wirkung und schafft bessere Veränderungsmöglichkeiten:

- Die Betroffenen sind nicht mehr in ihrem täglichen Umfeld und Rhythmus, insbesondere ihrem problematischen Essrhythmus. Der veränderte Tagesablauf, das Essen mit anderen, zum Teil mit Betreuung, vermindert das eingeschränkte Essen, die Möglichkeit zu Essanfällen und zu kompensatorischen Maßnahmen wie Erbrechen oder exzessiver Bewegung.

- In einer ganzen Reihe von Kliniken finden Ernährungsberatung und gemeinsames Kochen der Betroffenen statt. Irrige Annahmen über Lebensmittel und deren Wirkung können so leichter verändert und die Ängste vor einer Verbesserung der Essgewohnheiten abgebaut werden.
- Die Patientinnen müssen mit anderen Menschen in einem geschützten Rahmen kommunizieren und sich auseinander setzen. Hierdurch werden zwischenmenschliche Konflikte leichter sichtbar und veränderbar. Der soziale Rückzug wird so durchbrochen. Das wird oft dadurch erleichtert, dass mehrere Betroffene auf einer Station zusammen sind.
- Gruppen- und Einzeltherapien können kombiniert werden.
- Körpertherapien erleichtern es, ein besseres Verhältnis zum eigenen Körper und seinen Signalen zu bekommen.
- Kreative Therapien wie Gestaltungs- oder Musiktherapie ermöglichen einen Zugang zu Erlebensweisen, die verbal in dieser Art nicht zum Ausdruck kommen.

In stationären Behandlungen werden die Entwicklungen in diesen verschiedenen Therapieansätzen besprochen und zu einem Gesamtkonzept zusammengefasst.

Luise, 27 Jahre alt

Luise hat am Tag mindestens zwei Essanfälle und erbricht. In der Mittagspause isst sie nicht mehr mit ihren Kolleginnen in der Kantine. Sie geht meistens zu einem Döner-Stand und anschließend in eine Bäckerei. Sie isst zwei Döner und mehrere Stücke Kuchen. Abschließend geht sie auf die Toilette eines Kaufhauses, um zu erbrechen. Mehrfach ist sie schon zu spät aus der Pause wiedergekommen. Vor kurzem gab es Krach im Büro, als sie einer Kollegin eine Schachtel Trüffel, die offen herumlag, weggegessen hatte. Nach der Arbeit kommt meistens der zweite Essanfall. Sie hat große Angst, dass ihre Essstörung im Betrieb bemerkt werden könnte. Sie trifft sich kaum noch mit Freundinnen. Oft wacht sie morgens sehr früh auf und grübelt. Sie fühlt sich als Versagerin. Bei der Arbeit unterlaufen ihr zunehmend Fehler. Auch mit ihrem Freund redet sie kaum noch. Dieser ist zunehmend besorgt. Ihre Bulimie besteht jetzt seit fünf Jahren. Sie hat immer wieder versucht, selbst herauszukommen. Inzwischen haben sich sichtbare Schädigungen eingestellt. Ihre vorher vollen brünetten Haare sind dünn und brüchig. Ihre Haut ist an den Mundwinkeln rissig. Sie hat häufig Sodbrennen und Magenschmerzen.

Dauer und Kostenübernahme. Diese Behandlungen dauern in der Regel sechs bis acht Wochen. Manchmal sind längere Aufenthalte erforderlich. Sie werden entweder über die Krankenkassen oder über die Rentenversicherungsträger finanziert, deren Kostenzusage vorher eingeholt werden muss.

Informationsmaterial kann bei den Kliniken angefordert oder im Internet eingesehen werden. Vor stationären Aufenthalten werden in den jeweiligen Kliniken Vorgespräche mit den Betroffenen geführt. Im Anschluss an diese Behandlungen muss in der Regel eine weitere ambulante Therapie erfolgen. Manchmal sind bei schwereren Störungen mehrere stationäre Aufenthalten in Intervallen zusätzlich zu ambulanter Therapie erforderlich.

Behandlung in einer Tagesklinik

Eine Zwischenstellung zwischen ambulanter und stationärer Therapie hat die tagesklinische Behandlung. Hier nehmen die Betroffenen in der Woche tagsüber an einem Klinikprogramm teil. Die Nächte und die Wochenenden verbringen sie aber bei sich zu Hause. Wie bei stationären Therapien können in der Tagesklinik mehrere Therapieangebote gleichzeitig ihre Wirkung entfalten. Ebenso wie in der stationären Therapie können zudem die zwischenmenschlichen Schwierigkeiten im Umgang mit dem Personal und den Mitpatientinnen direkt beobachtet und bearbeitet werden.

Eine tagesklinische Behandlung bietet sich für schwerer gestörte, affektlabile und in ihren sozialen Beziehungen beeinträchtigte Betroffene an. In einem tagesklinischen Angebot kann durch das Wohnen zu Hause der soziale Kontakt außerhalb der Klinik besser aufrechterhalten werden. Zudem kann Selbstständigkeit, zum Beispiel das Wohnen alleine oder das Hineinfinden in Ausbildung oder Beruf, besser erprobt werden als bei einer stationären Aufnahme. Tagesklinische Behandlungen eignen sich für einen Übergang von der stationären zur ambulanten Behandlung. Leider gibt es bisher nur wenige solche Angebote.

Therapeutische Wohngruppen

Seit einigen Jahren gibt es in Deutschland Wohngruppen für die spezielle Betreuung essgestörter Jugendlicher und junger Erwachsener. In einer solchen Wohngemeinschaft leben hauptsächlich Mädchen und Frauen zusammen. Die Betroffenen müssen sich wegen ihrer Erkrankung nicht ständig verstecken. Gemeinsam können sie sich besser aus ihrer Isolation befreien. Sie kommen aus ihrem alten Wohnumfeld heraus und lernen in ihrer neuen Umgebung allmählich, für sich und ihr Handeln eine Eigenverantwortung zu übernehmen. Sie werden dort begleitet von Psychotherapeutinnen, Sozialpädagoginnen sowie Ernährungsberaterinnen und natürlich von anderen Betroffenen selbst. Dabei können Ausbildung, Schule oder Berufstätigkeit weitergeführt werden. In der Regel dauern solche Aufenthalte ein halbes Jahr.

Das Angebot ist geeignet für Mädchen und junge Frauen mit

- Magersucht (Anorexia nervosa),
- Ess-Brech-Sucht (Bulimia nervosa),
- Binge-Eating-Störung (Essstörung mit „Fressanfällen"),

Ulrikes Erfahrungen bei „anad-pathways"

Ulrikes Behandlerin und Ulrike selbst berichten über die Erfahrungen in der Münchner Wohngruppe für Essgestörte: Ulrike leidet seit zwei Jahren an einer Essstörung. Alles begann nach dem Abitur, als die damals 19-Jährige in eine fremde Stadt zog, um dort in der Bahnhofsmission ein freiwilliges soziales Jahr zu absolvieren. Ein neues Arbeitsumfeld, ganz anders als bisher in der Schule, neue Menschen um sie herum: „Ich suchte irgendetwas, das mir das Gefühl gab, ich tauge was, ich kann etwas selbst bestimmen und habe etwas im Griff." Dieses Gefühl fand Ulrike in der Essstörung – sie begann zu hungern, zog sich von ihren Mitmenschen zurück und verbrachte ihre Abende mit Joggen und Gymnastik. „Irgendwann habe ich die Kontrolle über mein Verhalten verloren. Jeden Tag musste ich dasselbe oder weniger essen, musste mich genau so viel oder mehr bewegen als am vorherigen Tag. Ich hatte einen genauen Zeitplan – alles lief unter dem Zwang abzunehmen." Arbeitskollegen und Eltern stießen mit ihren Warnungen zunächst auf taube Ohren. Doch Gespräche mit einer Freundin der Mutter, selbst Psychotherapeutin, halfen Ulrike, sich für eine Therapie zu entscheiden. Sie ging zweimal stationär in die Klinik und zog anschließend nach München in die intensivtherapeutische Wohngruppe „anad-pathways". Dort zieht sie nach zwei Monaten Resümee: „Der Aufenthalt hier ist wichtig für mich, da ich hier genau den Situationen in der Arbeit und im Umgang mit anderen ausgesetzt bin, die meine Krankheit mitverursacht haben. In der Therapie kann ich lernen, diesen anders zu begegnen. Unterstützung und Rückhalt erfahre ich auch im Zusammenleben mit den WG-Bewohnerinnen. Ich habe erkannt, dass ich meine Probleme langfristig nicht durch Hungern lösen kann. Hätte mir vor einigen Monaten jemand gesagt, dass ich mal in München sitze und gerne auf dieser Welt bin, ich hätte es nicht geglaubt."

- psychogener Adipositas oder
- sonstigen, nicht eindeutig zuzuordnenden Essstörungen,

für die eine ambulante Psychotherapie nicht ausreichend ist oder die einen längeren Klinikaufenthalt vermeiden und neben der Therapie ihr normales Alltagsleben weiterführen wollen.

Die Kontaktaufnahme kann direkt über eine Ansprechpartnerin in der Wohngruppe erfolgen. Mit interessierten Klientinnen wird in der Regel ein Termin für ein Vorgespräch vereinbart, das den Auftakt des Aufnahmeverfahrens darstellen kann.

In der Wohngruppe anad-pathways werden essgestörte Menschen vom 14. bis zum 30. Lebensjahr aufgenommen. Die Kostenübernahme muss vorher geklärt werden. Die Krankenkasse bezahlt die medizinische und therapeutische Versorgung; und die Kosten für die Betreuung übernimmt entweder das Jugend- oder das Sozialamt. Vor der Aufnahme findet ein Gespräch mit dem therapeutischen Leiter statt, in dem im Einzelfall über die Aufnahme entschieden wird. Im Normalfall sollte der BMI nicht unter 16 liegen.

Insgesamt gibt es in Deutschland bedauerlicherweise eher wenig Wohngruppen für ausschließlich essgestörte Menschen. Der größte Hinderungsgrund ist die mangelhafte Finanzierung und Probleme mit den Zuständigkeiten hierbei.

Gibt es Medikamente gegen Essstörungen?

Bei Essstörungen ist die Rolle medikamentöser Behandlungen weniger abgesichert als bei anderen seelischen Erkrankungen. Nach dem heutigen Erkenntnisstand ist sie der Psychotherapie unterlegen. Erprobt wurden vor allem antidepressiv und antipsychotisch wirkende Medikamente

Bei der Magersucht ist die Wirksamkeit von Medikamenten bei starkem Untergewicht vermutlich deshalb sehr begrenzt, weil die Botenstoffe, auf die solche Medikamente wirken, gar nicht in ausreichendem Maße im Körper vorhanden sind. Daher ist erst eine Gewichtszunahme notwendig, damit zum Beispiel antidepressive Medikamente überhaupt wirken können. Ob Antidepressiva die Gewichtszunahme fördern, konnte bisher nicht eindeutig nachgewiesen werden.

Bei der Bulimie können antidepressive Medikamente in schweren Fällen helfen, die Essanfälle zu reduzieren. Allerdings sind die Erfolge hier im Durchschnitt geringer als bei Psychotherapie. Auch bei der Essstörung mit „Fressanfällen" (Binge-Eating-Störung) konnte mit antidepressiver Medikation die Anzahl der Essanfälle vermindert werden. Dies führte allerdings zu keiner dauerhaften Reduktion des Gewichts. Für die Binge-Eating-Störung liegen bislang nur sehr wenige Studien vor.

Keine medikamentöse Behandlung oder Mitbehandlung sollte ohne die hierfür notwendigen ärztlichen, psychiatrischen und Laboruntersuchungen durchgeführt werden.

Bestehen zusammen mit der Essstörung ausgeprägte depressive Symptome, sollte in jedem Fall eine antidepressive Mitbehandlung ernsthaft erwogen werden, bei ausgeprägten Angstzuständen eine angstmindernde Medikation. Wenn ausgeprägte zwanghafte Symptome oder wahnhafte Körperschemastörungen vorliegen, werden bisweilen auch antipsychotische Medikamente angewendet. Deren Wirkung bei Essstörungen wurde bisher noch nicht systematisch untersucht.

Bei untergewichtigen Patientinnen wird nicht selten Östrogen zugeführt, um den Kalziumverlust zu reduzieren und das Osteoporose-Risiko zu vermindern. Die Wirkung dieser Behandlung ist für Kinder und Jugendliche noch nicht untersucht. Auch sonst gibt es noch keine gesicherten Belege für die Verhinderung von Osteoporose durch Hormone. Zum Teil wird befürchtet, dass eine künstlich erzeugte Menstruation die Betroffenen darin unterstützen kann, ihre Essstörung zu verleugnen. Dies muss im Einzelfall geprüft werden.

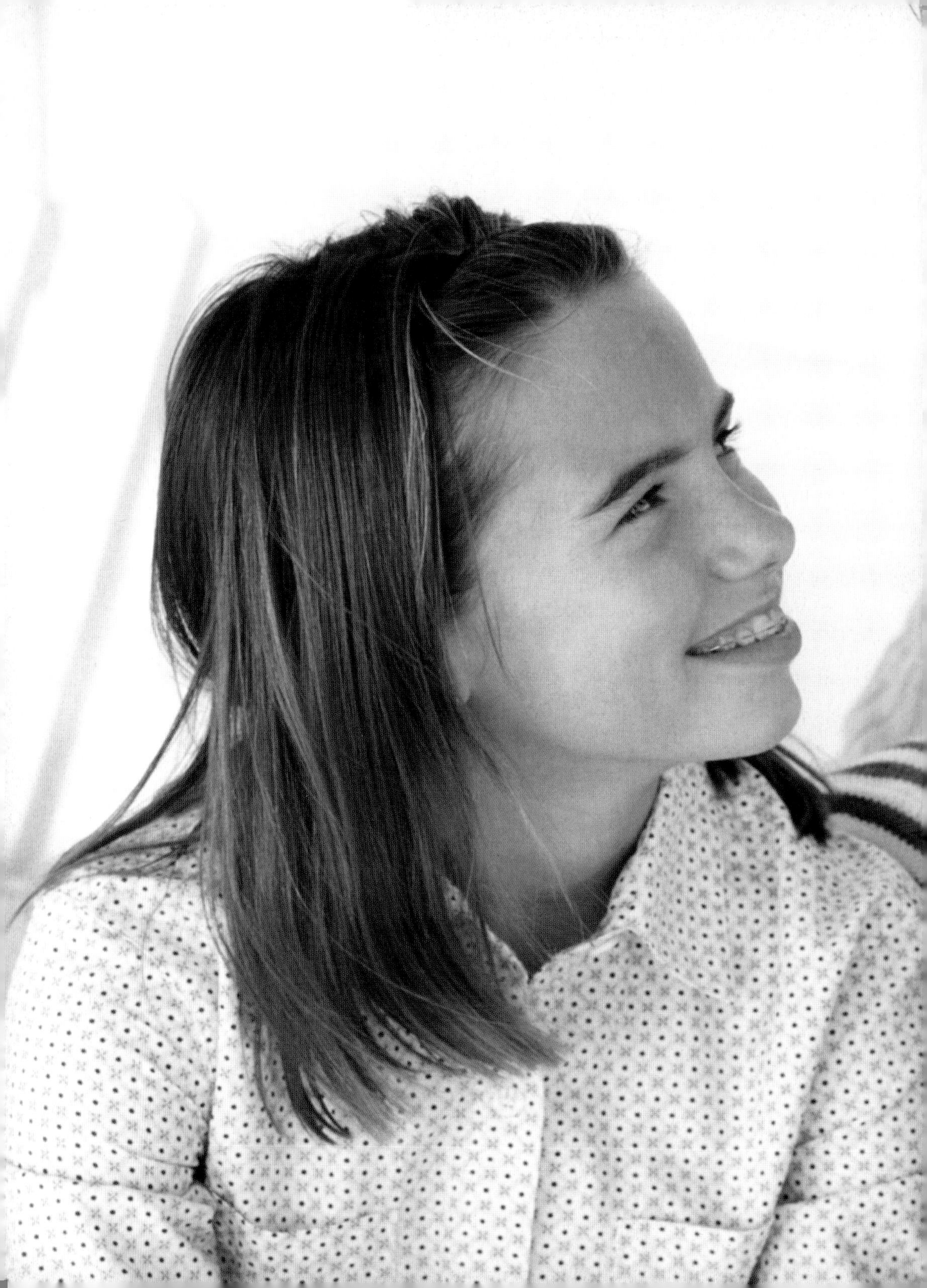

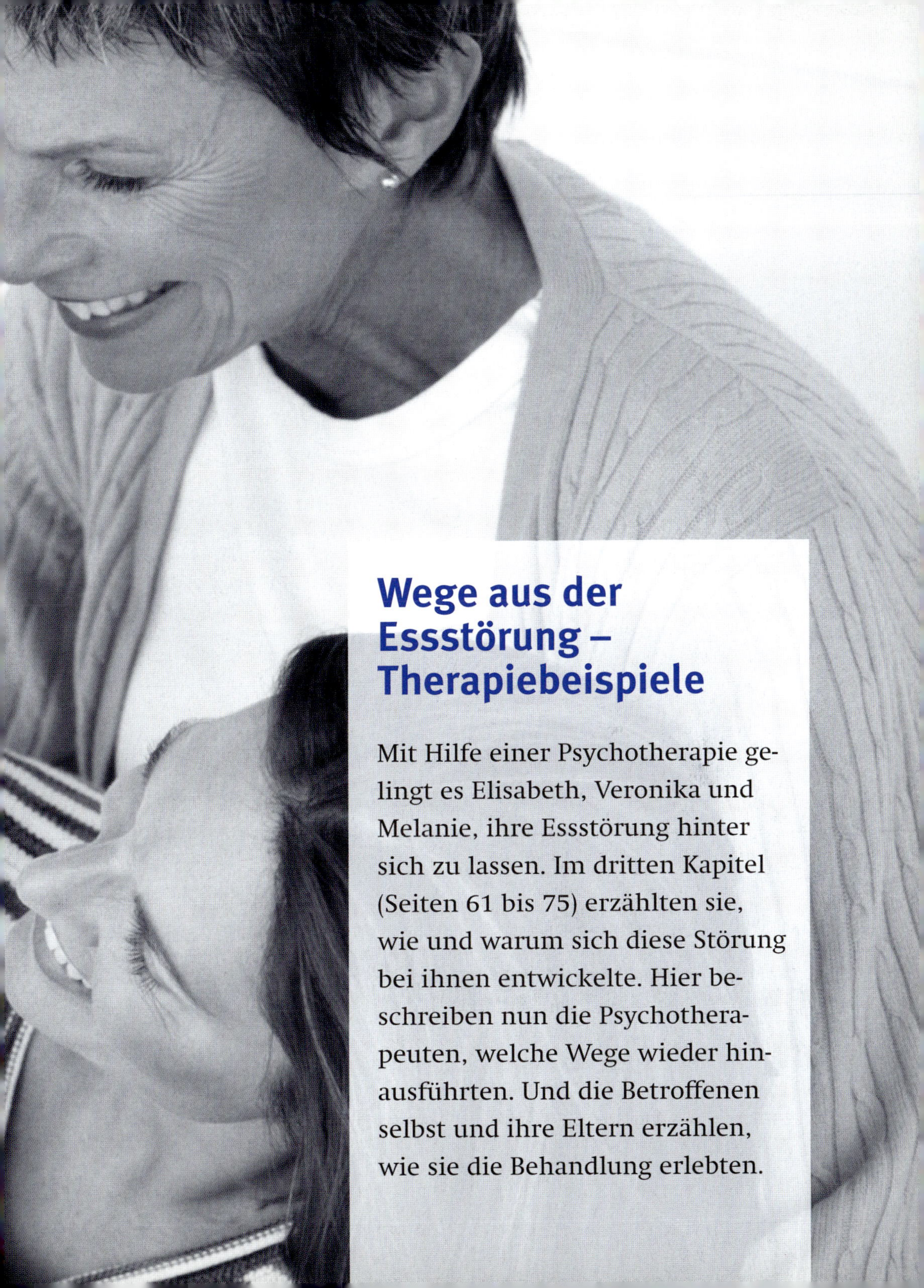

Wege aus der Essstörung – Therapiebeispiele

Mit Hilfe einer Psychotherapie gelingt es Elisabeth, Veronika und Melanie, ihre Essstörung hinter sich zu lassen. Im dritten Kapitel (Seiten 61 bis 75) erzählten sie, wie und warum sich diese Störung bei ihnen entwickelte. Hier beschreiben nun die Psychotherapeuten, welche Wege wieder hinausführten. Und die Betroffenen selbst und ihre Eltern erzählen, wie sie die Behandlung erlebten.

Kombinierte Einzel- und Familienbehandlung einer Magersucht

Elisabeth M. kommt zum ersten Gespräch gemeinsam mit ihren Eltern. Sie wiegt bei einer Größe von 1,74 m ca. 43 kg. Sie isst täglich nach einem festen Plan. Jeden Morgen das Gleiche, eine Scheibe Vollkornbrot mit Magerquark und einen Apfel. Dazu trinkt sie eine große Tasse Kräutertee. In die Schule nimmt sie einen Joghurt mit 0,1 % Fett sowie ein weiteres Stück Obst oder Gemüse mit, meist Apfel oder Mohrrübe, außerdem noch Schulbrote. Die isst sie allerdings nicht. Zu Hause erzählt sie, dass sie zum Mittag mit Mitschülerinnen in die Mensa geht. Das tut sie aber nicht. Manchmal bleibt sie während der Mittagspause allein sitzen und schaut noch mal in die Bücher. Über drei Jahre geht sie schon in die neue Schule, fühlt sich immer noch als Außenseiterin. Wenn sie nach Hause kommt, verschwindet sie gleich in ihr Zimmer. „Hausaufgaben machen", sagt Elisabeth zu ihren Eltern und Großeltern. Die sind einerseits über diesen Eifer ganz froh. Andererseits sind sie wegen der Zurückgezogenheit und des Untergewichts zunehmend besorgt. Abends macht sie eine halbe Stunde lang Kniebeugen und Sit-Ups. Sie wiegt sich täglich und schreibt es genau auf. Als ihre Mutter von einer Nachbarin erfährt, dass Elisabeth ihre Schulbrote in den Papierkorb an der Bushaltestelle wirft und erschöpft und verschlossen wirkt, ganz anders als früher, macht sie schließlich einen Termin in unserer Ambulanz aus.

1. Gespräch – Besprechung der Symptome und der Therapiemöglichkeiten.

Das erste Gespräch findet mit Elisabeth, ihren Eltern und einem Therapeutenpaar statt. Zunächst wird nach der Entwicklung der Symptomatik, nach Elisabeths Essverhalten und ihrem Gewicht gefragt. Elisabeths 43 kg entsprechen einem BMI von unter 14,5. Das liegt im unteren Bereich der Magersucht und an der Grenze zu einer stationären Behandlung. Die Therapeuten erläutern die Bedrohlichkeit der Erkrankung und des Zustands von Elisabeth. Beides ist der Familie bisher nicht so klar gewesen, obwohl sich alle Sorgen gemacht haben. Alle haben gedacht, bei Elisabeth würde bald von allein „der Knoten platzen", sie könne „wieder so wie früher reinhauen" und zunehmen. Auch Elisabeth sieht die Bedrohung nicht.

Am Ende der Sitzung werden die Behandlungsmöglichkeiten erläutert. Wenn das Gewicht nicht in den nächsten Tagen und Wochen sichtbar und stetig steigt, ist eine ambulante Therapie zwecklos. Dann muss eine stationäre Behandlung stattfinden. Beide Möglichkeiten werden erläutert. Elisabeth soll vor einer stationären Aufnahme noch eine Chance eingeräumt werden, die Entwicklung auf eine andere Bahn zu bringen. Es wird eine Untersuchung beim Hausarzt vereinbart, bei dem sich Elisabeth zunächst zweimal wöchentlich wiegen lassen soll. Weiterhin soll sie ein Essprotokoll führen. Zudem erwarten die Behandler, dass sie pro Woche 500 g zunimmt, damit sie zunächst aus der kritischen Gewichtszone herauskommt. Am Schulsport und ähnlichen Aktivitäten soll sie nicht mehr teilnehmen. Elisabeth und auch ihre Eltern lassen sich nur widerwillig auf diese Vorgaben ein. Die Möglichkeit einer stationären Behandlung erschreckt sie. Elisabeth hat vor allem Angst, die Schule zu versäumen.

Die Mutter erzählt im Rückblick:

„Zuerst konnte ich mich gar nicht damit anfreunden, in Behandlung zu gehen. Ich wusste nicht, was ich da sollte. Die Magersucht hatte doch schließlich Elisabeth und nicht ich. Natürlich hat man Schuldgefühle und fragt sich, was schief gelaufen ist. Auf der anderen Seite ist es am Anfang nicht leicht, mit fremden Menschen über die Familie zu sprechen. Man fragt sich immer: ‚Wozu fragen die das? Was wollen die jetzt von uns.' Erst allmählich habe ich gelernt, dass man Geduld braucht, um herauszufinden, was mit der Magersucht zusammenhängt. Die Therapeuten wissen das auch nicht von vornherein."

2. Gespräch – Es geht um die Entwicklung der Magersucht und schwelende Familienkonflikte.

Das nächste Gespräch findet in derselben Konstellation statt. Elisabeth hat tatsächlich knapp 500 g zugenommen, sodass die Therapeuten es ambulant weiter versuchen möchten. Das Gespräch ist nun auf die Entwicklung der Magersucht und auf die Familie zentriert. Es wird deutlich, dass Eltern und Großeltern große Hoffnungen in Elisabeths Schulleistungen setzen. Sie wäre die zweite Generation, die studiert. Die Eltern es gestört, dass die ältere Schwester Susanne diesen Weg nicht gegangen ist, sondern ihre eigenen Pläne verfolgt und damit unter ihren Möglichkeiten geblieben sei. Mit Susanne habe es darüber heftige Auseinandersetzungen gegeben, auch darum, dass sie relativ früh einen Freund gehabt hat. Elisabeth sei das „Nesthäkchen" gewesen, zuletzt das „Sorgenkind“ von allen. Die Trennung von Susanne hat allen Familienmitgliedern viel ausgemacht. Wenn Elisabeth in drei bis vier Jahren auch noch ginge, wäre das Haus ziemlich leer. Konflikte mit den Großeltern um den Betrieb und den Familienrhythmus werden ebenfalls deutlich. Frau und Herr M. beschwichtigen zunächst: Das habe nichts mit der Magersucht zu tun.

Es zeigt sich, dass Elisabeths Magersucht aufgetreten ist, als sie beim Wechsel in eine andere Schule Umstellungsschwierigkeiten hatte, sehr auf sich gestellt war und gleichzeitig die Schwester auszog. Dies hat sie anscheinend als bedrohlich erlebt.

Neben zunächst weiteren zehn Familiengesprächen werden nun Einzelgespräche mit Elisabeth vereinbart.

Einzelgespräche über persönliche Probleme und Empfindungen.

Die Einzeltermine finden mit der Therapeutin statt. Hier wird zunächst Elisabeths Essverhalten genau durchgesprochen. Zudem sollen ihre Probleme mit Gleichaltrigen und mit ihrer körperlichen Entwicklung thematisiert werden. Diese Themen werden in der Regel nicht in Familiengesprächen erörtert, weil sie den persönlichen und intimen Bereich der Patientinnen betreffen. Wenn die Patientinnen es allerdings möchten, können sie diese Bereiche selbst in die Familiengespräche einbringen. Elisabeth bemüht sich, mehr zu essen. Ihr Motiv dabei ist in dieser ersten Phase hauptsächlich, die stationäre Aufnahme zu vermeiden. Als sie 45 kg wiegt, hat sie das Gefühl, ihr Bauch sei dicker geworden. Eine neu gekaufte Hose passt ihr nicht mehr. Sie hat ein schlechtes Gewissen, die Eltern finanziell zu sehr zu belasten, häufig auch deshalb, weil sie in der Schule sitzt, während die anderen in der Familie „richtig arbeiten“. Auch ihre Unterlegenheitsgefühle gegenüber anderen Mädchen kommen zur Sprache. Wenn sie zum Beispiel einfach kein Wort herausbringt, während andere witzig und albern sind, oder wenn diese ihre Blicke auf sie richten, fühlt sie sich zu dick, hässlich und unbedeutend. Sie will dies dann durch wenig Essen ausgleichen. Sie beurteilt sich selbst äußerst streng. Minderwertigkeit empfindet Elisabeth auch gegenüber ihrer Schwester, die Bedenken immer „weglache“ und zerstreue. In der Familie gilt sie immer nur als „die Kleine“.

Im dritten Familiengespräch geht es um Konflikte mit der älteren Schwester.

Beim 3. Familiengespräch ist Susanne dabei. Hier werden die engen familiären Bindungen, der Leistungsanspruch und das schlechte Gewissen, wenn man etwas für sich fordert, zum Thema. Susanne empfindet in diesen Bereichen ähnlich wie Elisabeth. Frau und Herr M. schildern ihre Situation im Betrieb und mit den Großeltern. Schließlich räumt Herr M. ein: „Bei uns geht es oft schon sehr streng zu. Wir sind häufig sehr unter Druck. Manchmal sicher mehr als nötig. Wir sind auch schon drei Jahre nicht mehr im Urlaub gewesen, obwohl meine Schwiegereltern doch das Nötigste im Betrieb machen oder wir zeitweise jemanden einstellen könnten ... Die Konflikte mit Susanne haben uns, ehrlich gesagt, schon sehr getroffen. Es wäre schwierig für uns, wenn Elisabeth einen ähnlichen Weg geht." An diesen Konflikten wird in den nächsten Gesprächen weiter gearbeitet. Eine Konsequenz ist, dass die Eltern für eine Woche verreisen und sich Elisabeth mit Susanne um das Haus und auch etwas um den Hof kümmern. Das tut beiden Seiten gut.

Bei der Tanzstunde fühlt sich Elisabeth wieder „zu fett".

Elisabeth nimmt zunächst weiterhin zu. Dabei hält sie sich nicht immer an die 500-Gramm-Schritte. Dann nimmt sie wieder um zwei Kilo ab. Der Grund hierfür wird erst allmählich klar. Sie hat sich zur Tanzstunde angemeldet, fühlt sich hier sehr unsicher und wieder „zu fett". Als sie nach einigen Wochen merkt, dass sie dort besser als gedacht zurechtkommt, nimmt sie allmählich wieder zu, bis 51 Kilogramm. Ihre „magische Grenze" liegt bei 52 Kilo. Sie hat Angst, dass dann das Zunehmen nicht mehr zu stoppen sein könnte. Die Therapeutin empfiehlt ihr, es zunächst bei 52 Kilo, einem BMI von etwas über 17, zu belassen und zu prüfen, wie sie sich damit fühlt. Erst dann soll sie die weitere Zunahme ausprobieren.

Die Großeltern reagieren erst mit Unverständnis auf die Magersucht.

Nachdem es einen heftigen Konflikt zwischen Elisabeth und dem Großvater um das Essen gegeben hat, finden die nächsten drei Familiengespräche gemeinsam mit den Großeltern statt. Auch diese schildern ihre Sorge um Elisabeth. Als Angehörige einer Generation, bei der Lebensmittel in der Zeit des Zweiten Weltkrieges und danach knapp waren, können sie Elisabeths Verhalten zunächst gar nicht nachvollziehen. Sie schildern ihren harten Kampf um den Aufbau und den Erhalt des Betriebes und ihre enge Verbundenheit mit der Familie.

Die Großeltern müssen sich aus dem Betrieb zurückziehen.

Die Therapeuten betonen, dass es bei Magersucht auch immer um Abgrenzung geht: „Vielleicht ist es an der Zeit, die Bereiche und Grenzen zwischen den verschiedenen Generationen in der Familie neu abzustecken." Es gibt eine längere Diskussion um den Betrieb und die gemeinsamen Mahlzeiten. Letztere nehmen Familie M. und die Großeltern nun bis auf Ausnahmen getrennt ein. Im Betrieb verrichten die Großeltern nun weniger Arbeiten. Dies fällt insbesondere dem Großvater zunächst schwer.

Herr M. räumt im Nachhinein ein: „Die Trennung von den Schwiegereltern war lange überfällig, aber ich habe den Mund auch nicht aufgekriegt, obwohl meine Frau und ich oft darüber geredet haben, sogar, das Ganze hinzuwerfen. Aber ich wollte niemandem wehtun."

„Heiße Eisen" kamen zur Sprache.

Beide Seiten sind nun erleichtert, dass die über mehrere Jahre umschifften „heißen Eisen der Familie" zur Sprache gekommen sind, ohne dass es zu einem Bruch kam, wie es von Frau und Herrn M. sowie Elisabeth befürchtet wurde. Elisabeth, die mit ihrem Gewicht schon über die Magersuchtsgrenze hinausgegangen war, hat hier wieder einen Rückfall. In den Gesprächen wird deutlich, dass sie wieder ein schlechtes Gewissen hat. Sie könnte den Familienfrieden gestört haben. Das Gewicht stabilisiert sich in den nächsten Wochen wieder. Sie sieht klarer, dass ihre Angst vor der Gewichtszunahme oft in Verbindung mit Angst vor konfrontierenden Gesprächen steht.

Abschließendes Familiengespräch.

In der letzten Therapiesitzung wird die Behandlung noch einmal aufgerollt. Elisabeth wiegt nun 56 kg. Sie kam insgesamt zu 25 Einzelsitzungen und 10 Familiengesprächen im Verlauf eines Jahres. An manchen Tagen fühlt sie sich damit immer noch zu dick. Aber sie kann das Gefühl ertragen und weiß, dass es vorübergeht. Auf ihr Essverhalten hat es zumindest keinen Einfluss mehr. Sie wiegt sich höchstens einmal in der Woche. Sie fühlt sich inzwischen sicher, dass sie durch regelmäßige und ausreichende Ernährung nicht weiter zunimmt. Seit mehreren Monaten ist sie Mitglied im Lesezirkel der Schule und ist an zwei Nachmittagen für die Buchausleihe in der Bibliothek zuständig.

Ihre Regelblutung bekam sie wenige Wochen vor dem Ende der Therapie zum ersten Mal. Sie schwärmt für einen Mitschüler, der auch Interesse an ihr bekundet habe. Sie ist offener und zugänglicher, übernimmt selbst auch die Initiative zu Gesprächen.

Elisabeth wird selbstbewusster.

Zu ihrem 17. Geburtstag hatte sie erstmals einige Mitschülerinnen und Mitschüler eingeladen. In der Schule und in der Familie sagt sie deutlicher, wenn sie etwas ärgert. Mit ihrer Meinung hält sie nicht mehr so stark hinter dem Berg, um andere, zum Beispiel ihre Eltern, zu schonen. Ihr Ehrgeiz hat sich etwas verringert. Misserfolge treffen sie nicht mehr so sehr wie früher. Die Behandlung wird in beiderseitigem Einvernehmen beendet mit der Möglichkeit, sie bei eventuellen neuen Schwierigkeiten wieder aufzunehmen.

Frau M. will mehr Zeit mit Ihrem Mann verbringen.

„Die Magersucht war das Stoppsignal für die ganze Familie". Das erkennt die Mutter, Frau M., im Rückblick auf die Therapie: „Wir waren alle dabei, uns kaputt zu machen, ohne es zu merken. Wir haben das Ruder dann ja auch in eine andere Richtung gedreht. Ich hoffe jedenfalls, dass das auch so bleibt, mit Urlaub und einem gemeinsamen Abend mit meinem Mann, wo wir jetzt einen Tanzkurs machen."

Herr M. erkennt, wie wichtig die Therapie für die ganze Familie war.

Ihr Mann fügt an: „Merkwürdigerweise versteht sich Elisabeth jetzt ganz gut mit Schwiegervater. Der hat wohl akzeptiert, dass es eine ernste Geschichte war mit der Magersucht und auch, dass sich bei uns etwas ändern musste. Ich merke, wie er sich zurückhält in Bezug auf den Betrieb und uns machen lässt. Das ist sicher nicht einfach, aber wir sind alle etwas freier miteinander ... Natürlich hatten meine Frau und ich Schuldgefühle wegen Elisabeth. Wir sind ja auch drauf angesprochen worden. Es war im Endeffekt doch gut, sich diesen Gefühlen zu stellen. Man ist so, wie man ist; und man kann als Eltern nicht alles richtig machen. Das wäre ja wieder Perfektionismus. Aber ich glaube, sich dem ehrlich zu stellen, was schief gelaufen sein könnte und das offen zu besprechen, hat sich am Ende doch rentiert. Jetzt habe ich kaum noch Schuldgefühle. Manchmal bin traurig, was man so verpasst hat. Aber wir haben ja hoffentlich gelernt, manches anders zu machen."

Analytische Einzeltherapie einer Bulimie

Als Veronika in Behandlung kommt, hat sie mehrmals wöchentlich, manchmal auch mehrmals täglich Essanfälle. Anschließend erbricht sie, wobei sie „mit dem Finger nachhilft“. Ansonsten isst sie unregelmäßig, bis zum Nachmittag häufig gar nichts, um die Wirkung der Essanfälle wieder „auszugleichen“. An Wochenenden trinkt sie oft Alkohol, um sich zu betäuben.

Mit ihrer Ausbildung kommt sie immer wieder schlecht zurecht. Sie kann sich zwar in den Kursen und Besprechungen äußern, aber schriftliche Arbeiten fallen ihr schwer. Häufig bekommt sie sie nur auf den „letzten Drücker“ hin. „Es ist immer eine wahnsinnige Überwindung und Anstrengung“. Sie ist sehr unzufrieden mit sich. Von Zeit zu Zeit zieht sie sich ganz von ihren Freundinnen und Freunden zurück. Dann ist sie bedrückt und schläft auch schlecht.

Auf der anderen Seite kann sie wieder aufgedreht und gesellig sein, neue Kontakte knüpfen. Andere Frauen hält sie oft für besser aussehend und intelligenter. Dabei bemüht sie sich stets um ein attraktives Äußeres, schminkt sich sorgfältig, geht zweimal in der Woche ins Fitness-Studio und auch noch zum Schwimmen. Für Kleidung gibt sie sehr viel Geld aus. Ihr Konto ist häufig überzogen, „manchmal um 400 Euro und mehr“.

In der Behandlung wird eine Bestandsaufnahme des Essverhaltens, der Entwicklung der Essstörung, ihrer anderen Symptome und der gesamten Vorgeschichte gemacht.

Stabilisierungsphase

Schamgefühle beim Protokollieren der Essanfälle.

Mit den Essprotokollen tut sich Veronika zunächst schwer. Sie schämt sich aufzuschreiben, was sie bei den Essanfällen konsumiert hat. Die Behandlerin gibt ihr hier etwas mehr Zeit, sich zu äußern und spricht die Beschämung an. Beispiele aus einem Buch, in dem andere Essgestörte über ihr Verhalten berichten, zeigen ihr, dass sie mit ihrem Verhalten nicht allein dasteht. So kann sie konkreter werden.

Sie wird schrittweise dahin geführt, einen regelmäßigeren Essrhythmus auszuprobieren. Zunächst wird dabei ein kleines Frühstück etabliert (entweder ein Brötchen mit Marmelade oder Honig, ein Glas Fruchtsaft und Kaffee oder aber eine Schale Müsli mit Apfel- und Bananenstückchen, einem viertel Liter Milch sowie ebenfalls Kaffee). Veronika beginnt, hiermit an den Wochentagen abzuwechseln, auch dann, wenn sie einen Essanfall hatte. Dies fällt ihr besonders schwer. Als nächste Schritte werden dann in den folgenden Wochen eine Zwischenmahlzeit am Vormittag und ein Mittagessen in der Arbeitspause eingeführt. Hier hat Veronika starke Angst, zu dick zu werden, insbesondere an den Hüften und am Gesäß. Sie glaubt, im Spiegel förmlich zu sehen, wie sie „in die Breite" geht. Diese Ängste sind Ausdruck ihres Gefühls, den „falschen Körper" zu haben. Dies wird in den folgenden Stunden besprochen.

Wieder regelmäßig essen.

Veronika setzt sich mit ihrer Mutter und der Schwester auseinander, denen sie nie zu genügen glaubte: „Noch heute fürchte ich den kritischen Blick von meiner Mutter und auch von anderen Frauen. Es ist wie damals, als ich die Sachen von meiner Mutter anprobiert habe. Auch wenn andere nicht dabei sind, habe ich es irgendwie in mir, diesen Maßstab, bei dem immer herauskommt, dass ich nicht richtig bin und nicht richtig aussehe. Irgendwie ist es immer noch wie in der Pubertät, wo ich das Gefühl hatte, ich gehe auseinander und kann es nicht stoppen. Ich habe dann das innere Bild, die anderen sehen verächtlich dabei zu, wie ich zum Pfannkuchen werde."

Der „kritische Blick" anderer Frauen.

Veronikas Ängste bei der Einführung der Mahlzeiten werden so häufiger durchgesprochen. Allmählich fühlt sie sich etwas sicherer, obwohl ihr immer noch unbehaglich ist und das tief sitzende Missempfinden ebenso wenig beseitigt ist wie die übermäßig strenge Selbstkritik. Sie hat es aber so weit geschafft, dass sie das veränderte Essverhalten zumindest ertragen kann.

Strenge Selbstkritik.

Konfliktlösungsphase

Nach diesen ersten Schritten zur Stabilisierung, die gemeinsam mit der Vorgesprächsphase ungefähr 3 Monate und 25 Behandlungsstunden in Anspruch genommen haben, werden die auslösenden Situationen für die Essanfälle deutlicher. Es handelt sich hauptsächlich um Situationen, in denen sich Veronika zurückgewiesen, unterlegen oder beschämt fühlt. Der Essanfall soll diese Gefühle betäuben. Diese Situationen und die entsprechenden Gefühle und Vorstellungen dabei werden nach und nach immer wieder durchgegangen. Häufig werden Parallelen zur Familie deutlich.

Übertragung auf die Therapeutin.

Natürlich schämt sich Veronika ebenfalls gegenüber der Behandlerin. Sie vergleicht sich auch mit ihr. Manchmal hat sie das Gefühl, diese sieht sie kritisch oder abwertend an. Sie traut sich zunächst nicht, das anzusprechen. Sie hat Angst, damit falsch zu liegen und sich wiederum eine Blöße zu geben. Die Behandlerin spürt die Vorsicht von Veronika ihr gegenüber. Schließlich spricht sie es an, ob sich Veronika nicht auch von ihr, ebenfalls einer Frau, kritisch und abwertend beurteilt fühlt. Veronika kann dies bestätigen: „Ja, manchmal ist es auch hier so. Bei Ihnen ist alles immer so geordnet, fast wie bei meiner Mutter. Neulich, na ja, ich weiß gar nicht, ob ich das sagen soll, da habe ich bemerkt, dass Sie Ihren Gürtel nicht durch eine Schlaufe durchgesteckt hatten. Da dachte ich, na ja, so perfekt ist die ja auch nicht. Also ich vergleiche irgendwie schon. Ich fühle mich wohl bei Ihnen, weil Sie mich verstehen und mir zuhören. Hier kann ich mich auch mit meinen Macken und komischen Seiten zeigen. Auf der anderen Seite habe ich natürlich schon Angst, dass Sie mich auch belächeln könnten."

Bearbeitung der Problematik in der therapeutischen Beziehung.

Therapeutin: „Dann wäre ich wie Mutter und Schwester. Sie müssen vor mir gut da stehen." Es wird deutlich, dass sich auch dies auf das Essverhalten auswirkt. Manchmal nach den Stunden fühlt sich Veronika unter Spannung und beginnt dann zu essen, obwohl sie eigentlich keinen Hunger hat. Ihre Problematik wiederholt sich so in abgemilderter Form auch in der therapeutischen Beziehung. Allerdings kann sie hier besprochen und somit überprüft werden. Auch Ärger und Wutgefühle gegenüber der Therapeutin kommen in diesem Zusammenhang zum Vorschein. Sie können ebenfalls mitgeteilt werden. Insgesamt bessern sich die Unzulänglichkeitsgefühle von Veronika. Ihre Essanfälle gehen deutlich zurück. Sie kann ein relativ regelmäßiges Essen weit gehend durchhalten.

Kurz vor ihrer Abschlussprüfung gerät Veronika wieder unter Druck. Die Symptomatik verschlechtert sich. Auch ihren Körper empfindet sie in dieser Anspannungssituation wieder als hässlich, zu fett und eklig. Sie hat ungefähr 3 kg zugenommen. Sie hat sich für die Prüfung eine neue Hose gekauft: „Ich habe die zwar anprobiert, aber ich wollte nicht in den Spiegel sehen. Ich hatte das Gefühl, an den Hüften quillt überall das Fett hervor. So möchte ich nicht gesehen werden." Schließlich besteht sie die Prüfung. Das entlastet sie.

Unter Prüfungsdruck verschlechtern sich die Symptome wieder.

In der Folgezeit macht Veronika mehrere Männerbekanntschaften. Sie nähert sich häufiger Männern an, die von sich selbst nicht viel erzählen. Ihre schlechten Erfahrungen und ihre Beziehung zum Vater kommen ins Spiel. Sie hat immer großen Wert darauf gelegt, jedenfalls von ihm anerkannt zu sein. Sie ist zunehmend traurig darüber, dass sie von ihm so wenig erfuhr. An der Vater-Thematik wird noch eine ganze Weile gearbeitet. Hier wird deutlich, dass sie Schwierigkeiten mit Männern hat, die manchmal unsicher wirken oder weichere Gefühle zeigen. Sie findet das einerseits gut, auf der anderen Seite kann sie es nicht einordnen und spürt manchmal auch Verachtung. Die starke Identifikation mit den familiären Werten wird hier noch einmal überdeutlich. Das, was sie selbst bei sich erst mühsam zu tolerieren lernt, weichere Gefühle, Ängste, Traurigkeit, Unsicherheit kann sie auch bei anderen schlecht dulden.

Bearbeitung der Vater-Thematik.

Schließlich kommen ihr die Konflikte zwischen der Mutter und den Großeltern in Erinnerung. Sie hatte als Kind häufig Angstträume, das Elternhaus könne zusammenstürzen. Manchmal fürchtete sie auch, die Eltern könnten sich trennen. Nach den Streitereien wurde so getan, als sei nichts gewesen. Veronika setzte dies im eigenen Verhalten fort. Sie versucht gegenüber anderen auch immer dazustehen, als sei nichts gewesen. Auch gegenüber der Therapeutin sind ihr ihre Erinnerungen an die kindlichen Unsicherheitsgefühle peinlich: „So etwas hat man als Erwachsene doch nicht. Und außerdem, was hat das mit der Essstörung zu tun?" Therapeutin: „Na ja, Essen kann auch Ängste beruhigen. Die beruhigende Wirkung haben Sie doch selbst oft genug gespürt."

Kindliche Ängste kommen zur Sprache.

Abschlussphase

Hiermit beginnt die letzte Phase ihrer Einzeltherapie, das abschließende Bearbeiten ihrer tief verinnerlichten Normen und der starken Verunsicherung durch die nach außen nicht gezeigten familiären Konflikte. Hierzu bieten Träume einen wesentlichen Zugang. Die Behandlung wird nach zwei Jahren und ungefähr 160 Stunden analytischer Psychotherapie, die zweimal in der Woche im Gegenübersitzen stattfand, abgeschlossen.

Die Essstörung ist weit gehend verschwunden.

Veronika kann ihren Körper besser akzeptieren und sich im Spiegel anschauen. Sie ist in ihrem Verhalten strukturierter geworden. Ihre Versagensängste sind deutlich verringert. Sie hat einige Freundinnen gewonnen. Zweien von ihnen vertraut sie auch ihre seelischen Schwierigkeiten und ihre Probleme im Umgang mit Beziehungen an. Sie muss nicht mehr so angestrengt wie vorher die Fassade aufrechterhalten.

Auf Männerbeziehungen kann sie sich vorsichtig einlassen. Sie hat noch keinen festen Freund, aber einen Partner für ihre Tanzkurse gefunden, die sie gerne macht. Sie möchte nun selbst, ohne die Therapeutin, erproben, wie sie weiterkommt. Es sind nicht alle Lebensprobleme gelöst und nicht alle Konflikte bearbeitet. Aber Veronika hat nun eine gute Basis, selbst weiterzumachen.

Psychodynamische Einzel- und Paarbehandlung bei einer Essstörung mit „Fressanfällen"

Melanie meldet sich zu einer tiefenpsychologisch fundierten Einzelpsychotherapie an. Hier werden zunächst einmal die Symptomatik ihrer Essstörung, ihre körperlichen Beschwerden, ihr Körperbild sowie die Vorgeschichte besprochen (Beschreibung siehe Seiten 72 bis 75). Es stellt sich heraus, dass Melanie zusätzlich zu den geschilderten Beschwerden auch immer wieder unter depressiven Verstimmungen mit Niedergeschlagenheit, Antriebslosigkeit, Zukunftsängsten und starken Selbstwertzweifeln leidet.

Mit Hilfe eines Essprotokolls wird eine Bestandsaufnahme ihres Essverhaltens gemacht. Zusätzlich wird über einen Zeitraum von vier Wochen erfasst, welche größeren Bewegungsaktivitäten sie unternimmt, z.B. Besorgungsgänge oder Arbeiten im Garten. Es wird sehr schnell deutlich, dass sie sehr viel fett- und zuckerhaltige Nahrung isst, Brot und andere Getreideprodukte sowie Obst und Gemüse eher im Hintergrund stehen. Zudem fährt sie auch kleinere Entfernungen mit dem Auto.

Vereinbarungen zum Essen und zur Bewegung.

Daher wird zunächst an einer Veränderung des Essverhaltens und des Bewegungsverhaltens gearbeitet. Fett- und zuckerhaltige Nahrung werden z. T. durch andere Kohlehydrate und durch Obst ausgetauscht. Hierbei wird schrittweise vorgegangen, um Melanie nicht zu überfordern. Zudem wird vereinbart, dass sie in Zukunft bestimmte Strecken, z.B. morgens zum Bäcker, zu Fuß bzw. mit dem Fahrrad zurücklegt. Nach einiger Zeit wird auch festgelegt, dass sie die Kinder mit dem Fahrrad statt mit dem Auto zu deren Turnen bringt. Melanie fällt es z. T. sehr schwer, diese Schritte einzuhalten. Essanfälle treten natürlich weiterhin auf. Zudem ist sie immer wieder versucht, statt der Bewegung dem Auto den Vorzug zu geben. („Ich war mal wieder spät dran, da wäre alles zu hektisch geworden." „Es regnete leider, da wollte ich nicht zu Fuß zum Bäcker gehen.")

Natürlich wirken sich diese Veränderungen noch nicht sichtbar auf das Gewicht aus. Hierüber ist sie enttäuscht. Es muss immer wieder besprochen werden, dass die angestrebten Veränderungen des Essverhaltens und damit des Gewichts einer langen Zeit und erheblicher Ausdauer bedürfen und dass bei der langen Vorgeschichte Teilerfolge schon eine Menge sind.

Unzufriedenheit in der Ehe.

In den Gesprächen wird darüber hinaus deutlich, dass Melanie mit ihrer ehelichen Situation sehr unzufrieden ist. Insbesondere stört sie, dass die meisten Abende in der Woche bei ihrem Mann mit Arbeit draufgehen.

„Wir haben wenig Zeit füreinander. Wenn wir zusammen sind, dann machen wir etwas mit den Kindern oder mit Freunden und Bekannten. Ansonsten arbeitet mein Mann meistens oder er ruht sich aus. Ich will nicht unfair sein, er macht auch was mit den Kindern. Insbesondere mit unserem Sohn Niki geht er samstags öfter mal zum Fußball. Das macht beiden Spaß. Ich hätte es aber auch gern, wenn er mich beim Essen oder bei der Bewegung etwas mehr unterstützen würde. Im Garten nimmt er mir auch sehr viel Arbeit ab. Aber dann machen wir meistens wieder nichts zusammen, weil ich sonntags während der Zeit am Herd stehe."

Einbeziehung des Ehemannes.

Die Therapeutin schlägt Gespräche gemeinsam mit dem Ehemann vor, zunächst ein oder zwei. Herr P. ist anfangs skeptisch: „Ich weiß eigentlich nicht, was ich hier soll. Ich habe ja kein Essproblem. Jedenfalls nicht, dass ich wüsste. Ich unterstütze meine Frau, wo es möglich ist. Ich nehme ihr vieles ab. Das mit dem Essen muss sie schon alleine hinbekommen."

Melanie schildert nun ihre bereits im Einzelgespräch vorgebrachte Sicht. Herr P. fühlt sich hierdurch zunächst etwas angegriffen und in Frage gestellt, führt eine Reihe von Begründungen für sein exzessives Arbeiten an, insbesondere die Situation im Gesundheitswesen und das noch nicht abbezahlte Haus.

Planung gemeinsamer Aktivitäten.

Die Therapeutin erläutert, dass Veränderungen nur in kleinen Schritten vorgenommen werden sollten. Sie schlägt vor, dass beide Partner sich gemeinsam bewegen. Es wird vereinbart, dass einmal in der Woche beide entweder eine ruhige Radtour für ca. eine Stunde oder einen Spaziergang unternehmen. Zudem wird vereinbart, dass beide am Wochenende mindestens eine Stunde gemeinsam gehen, entweder allein oder mit den Kindern. Das Frühstück und das Abendessen sollen gemeinsam eingenommen werden. Beim Mittagessen ist dies wegen der Praxisorganisation von Herrn P. schwierig. Nach ca. vier Wochen wird noch einmal besprochen, ob diese Veränderungen durchgehalten werden konnten, wo es Schwierigkeiten gab und was weiter verändert werden kann. Zudem wird die Ernährung von Melanie weiter umgestellt.

Was löst die Essanfälle aus?

Während dieser Stabilisierungsphase von ca. acht Wochen werden zudem mögliche Auslöser für die Essanfälle untersucht. Zuerst erscheint es so, als kämen diese gewohnheitsmäßig und automatisch. Mit der Zeit wird deutlicher, dass sie mit Anspannungsgefühlen zu tun haben. Zunächst kann Melanie diese Anspannungsgefühle nicht näher benennen. Dann wird klarer, dass es sich um Enttäuschung, Verletztheit und hilflose Wut handelt.

Traumarbeit.

Folgender Traum hilft, dies zu erkennen: „Ich gehe mit meiner Freundin einkaufen. Ihr Sohn ist dabei. Erst sind wir in einem Kleidergeschäft. Ich kaufe mir einen Mantel. Den ziehe ich gleich an. Irgendwie freue ich mich. Dann gehen wir noch in einen Lebensmittel-Supermarkt. Ich lade den Einkaufswagen ziemlich voll. Dabei achte ich darauf, dass auch Obst und Vollkornsachen dabei sind, so wie wir es hier besprochen haben. Der Sohn von meiner Freundin wird irgendwie frech zu mir. Er zieht an meinem neuen Mantel an der Tasche. Diese reißt aus. Ich bin wütend, kann aber irgendwie nichts sagen. An der Kasse sitzt ein Mann. Er ist ziemlich streng. Ich soll bezahlen. Jetzt merke ich, dass ich so viel Geld nicht dabei habe. Es ist mir peinlich. Er schnauzt mich an. Irgendwie bekomme ich kein Wort heraus. Ich ärgere mich über seine Tonart. Dann wache ich auf. Nach dem Aufwachen fühle ich mich immer noch hilflos und wütend."

Ihr Mann unterstützt sie nicht.

Im Gespräch zeigt sich, dass Melanie am Tag vorher einen Konflikt mit ihrem Sohn hatte. Dieser hatte Sand auf den Wohnzimmerteppich gestreut gehabt und wollte nicht helfen, ihn zu beseitigen. Sie bat beim Abendessen ihren Mann, sie zu unterstützen. Dieser sei aber gleich wieder zur Arbeit verschwunden. Sie fühlte sich tatsächlich wütend und hilflos und dieses Gefühl war im Traum wieder aufgetaucht. Später abends habe es auch noch einen Konflikt mit Herrn P. ums Geld gegeben. Sie müssten sparen, weil die letzten Einkünfte geringer ausgefallen seien als erwartet. Der Abtrag vom Haus würde stärker drücken.

Melanie: „Das ging deutlich an meine Adresse."

Therapeutin: „Der Mann an der Kasse in Ihrem Traum?"

Melanie: „Ja, der war auch so streng."

Therapeutin: „Und dann hatten sie einen Essanfall?"

Melanie: „Ja, tatsächlich. Ich war wieder so angespannt. Aber ich habe nicht so viel gegessen wie sonst. Zwei Stücke Torte waren noch übrig vom letzten Sonntag. Das war alles."

Therapeutin: „Und Ihr Ärger und Ihre Hilflosigkeit?"

Melanie: „Die waren dann erstmal weg."

Therapeutin: „Im Traum sind sie dann wiedergekommen, etwas verkleidet."

Melanie fühlt sich ihrem Sohn unterlegen.

In den nächsten Stunden sind die Konflikte mit dem Sohn und die ehelichen Spannungen das Thema. Melanie fühlt sich Niki gegenüber ähnlich hilflos wie damals bei ihrem Bruder. Zudem fühlt sie sich von ihrem Mann im Stich gelassen wie seinerzeit von den Eltern, die bei den Konflikten auch nicht eingriffen. Das Gefühl, automatisch die Unterlegene zu sein, hat sie auf Niki übertragen, obwohl dieser noch ein Kind ist. Vom Gefühl her ist sie hier selbst ein Kind, das dann Beruhigung im Essen sucht. Auch ihrem Mann gegenüber erlebt sie sich in einer unterlegenen, ausgelieferten Position. Sie kann seinen Sparappell zwar akzeptieren. Gleichzeitig entwickelt sie ein Schuldgefühl, als ob die verschlechterte Einkommensentwicklung nur an ihr läge. Auch hier fühlt sie sich hilflos.

Ihr Mann muss mit erziehen.

Beide Themen werden in weiteren Paargesprächen angesprochen. Herrn P. ist zunächst nicht deutlich, dass auch seine Präsenz in der Erziehung wichtig ist und dass seine Frau das Gefühl braucht, er stehe hinter ihr. Bei ihm zu Hause sei die Erziehung auch Sache der Mutter gewesen. Sein Vater habe „manchmal dazwischen gehauen", wenn sich die Mutter beschwerte oder es ihm reichte. Das wolle er nun nicht. Hier werden Möglichkeiten besprochen, wie sie gemeinsam mit dem anscheinend recht durchsetzungsfähigen Niki umgehen können. Beim Thema Geld werden existenzielle Ängste von Herrn P. deutlich, die ebenfalls nicht nur auf die aktuelle Lebenssituation zurückzuführen sind. Sie speisen sich auch wesentlich daraus, dass er sich aus kleinen Verhältnissen hochgearbeitet hat, stärker noch als seine Ehefrau, und sich insgesamt sozial sehr unsicher fühlt. Dieses Grundgefühl der Unsicherheit teilen beide Partner.

Bearbeitung der Kindheitserlebnisse.

In den folgenden Stunden wird mit Melanie daran gearbeitet, wie sie Konfliktsituationen erlebt, wie bei ihr Ärger und Zorn jeweils aussehen, welche Phantasien und Vorstellungen sie hier entwickelt und was sie befürchtet, wenn sie sich behauptet. Hierbei tauchen immer wieder Erinnerungen an ihre Kindheits- und Jugendlichensituation auf, in der ihr Kummer beiseite geschoben wurde. Mit der Therapeutin macht sie die Erfahrung, dass diese ihr zuhört und sie ernst nimmt.

Melanie gewinnt mehr Zugang zu ihren Gefühlen.

Bei den gemeinsamen Radtouren, die in der kühleren Jahreszeit durch Spaziergänge oder Schwimmen ersetzt werden, öffnet sie sich ihrem Mann stärker. Vorher hatte sie Ereignisse oder Gefühle einfach nicht mitgeteilt, wenn sie glaubte, dass sie für ihren Mann unangenehm sein könnten. Auch jetzt sei er manchmal innerlich abwesend, mit der Arbeit beschäftigt. Manchmal höre er aber tatsächlich zu und erzähle selbst etwas von sich.

Schwierig ist der Umgang mit Wutgefühlen. Diese sind sehr mit Schuldgefühlen beladen. Zunächst wird in der Therapie herausgearbeitet, dass Ärger und Wutreaktionen zum menschlichen Seelenleben und zum Umgang mit anderen Menschen dazugehören.

Dann wird herausgearbeitet, dass ein deutlicher Unterschied zwischen inneren Gefühlen und Vorstellungen und der Umsetzung in Handlungen besteht. So hat Melanie starke Schuldgefühle, weil sie Niki oder auch ihren Mann manchmal anschreien möchte oder verprügeln könnte. Erst allmählich kann sie sich zugestehen, dass sie diese Gefühle nun einmal hat. Und sie lernt, Ärger dosiert auszudrücken. Am Anfang eher vorsichtig und gehemmt, dann auch etwas heftiger.

Melanie setzt ihrem Sohn Grenzen.

Der Umgang mit Niki verbessert sich ebenfalls allmählich. Dieser hatte in Melanie in der Erprobung seiner Selbstbehauptungstendenzen und aggressiven Impulse bisher kein Gegenüber gehabt, das ihm auch Grenzen setzte. Also hat er seine Grenzen immer weiter ausgedehnt. Er hatte zum Beispiel gar nicht gemerkt, dass Aktionen, wie das Auskippen von Sand auf den Wohnzimmerfußboden, in seiner Mutter Reaktionen auslösten. Dies wird durch das veränderte Verhalten von Melanie nun deutlicher. Sie fühlt sich von Niki mehr respektiert, weil sie ihre Position klar zeigt. Durch ihre verbesserte Auseinandersetzungsfähigkeit verbessert sich auch das Selbstwertgefühl. Dies wiederum spornt Melanie an, noch mehr für ihren Körper zu tun. Sie schließt sich nun einer Frauengymnastik-Gruppe an, die sich zweimal in der Woche trifft. Die Essanfälle vermindern sich. Sie treten in dieser Phase der Behandlung einmal alle 2 bis 3 Wochen auf.

Parallelen zur Ursprungsfamilie.

In den Gesprächen werden nun hauptsächlich Gefühle thematisiert, die mit Melanies Ursprungsfamilie zu tun haben. Das Gefühl, dass für ihre Sorgen und Nöte außer der Großmutter eigentlich niemand ein Ohr hatte, dass sie hier auf wenig Resonanz stieß und das Materielle völlig im Vordergrund stand, lässt alte Enttäuschungsgefühle hochkommen. Auch hier wird eine Parallele zu ihrer jetzigen Situation deutlich. Ihr Mann, und in geringerem Maße auch sie, sind als soziale Aufsteiger ebenfalls bezüglich ihrer materiellen Position übertrieben ängstlich.

Auch bei ihrem Mann stand bis zum Beginn der Paargespräche in der Therapie die Arbeit völlig im Vordergrund. Nun haben sie etwas mehr Gemeinsamkeiten. Zunächst traut sich Melanie nicht, hier weitere Wünsche zu artikulieren. Sie fürchtet, von ihrem Mann ebenfalls zurückgewiesen zu werden, wie damals von ihren Eltern. Auch diese Thematik wird über eine Reihe von Stunden durchgesprochen. Schließlich schlägt sie ihrem Mann vor, einmal im Monat einen Kino- oder Theaterabend festzulegen. Wider Erwarten lässt sich Herr P. darauf ein.

Aufbau eines positiven Körperempfindens

In den folgenden Stunden rückt das Körpergefühl von Melanie in den Vordergrund. Sie vergleicht sich mit anderen Frauen, z.B. in ihrer Gymnastikgruppe oder im Schwimmbad. Sie hat insgesamt 6 kg abgenommen, fühlt sich durch die regelmäßige Bewegung insgesamt kräftiger und beweglicher. Bisher hatte sie häufig recht enge Kleidung getragen, durch die ihr Übergewicht noch deutlicher sichtbar wurde. Sie beginnt, ihren Kleidungsstil zu ändern, von einem sportlichen, der eigentlich nicht zu ihr passt, zu einem weiblicheren.

Lange litt sie unter einem starken Selbstekel, der eigentlich schon in der Pubertät begonnen hatte. So hatte sie es bisher vermieden, sich selbst sexuell zu stimulieren oder zu befriedigen. Nun beginnt sie vorsichtig zu erproben, wo sie sich selbst berühren mag und was sie dabei empfindet. Es wird ihr schmerzlich bewusst, den eigenen Körper bislang nie für sich „gehabt" und gemocht zu haben. Die tiefe Unsicherheit während der Pubertät, ihre Einsamkeit mit sich und ihrem Körper und die Aufrichtung eines inneren Panzers („Ist mir doch egal, was die anderen von mir halten.") werden noch einmal spürbar.

Die Fressorgien mit der Freundin damals hatten auch den Zweck, sich hier gefühlsmäßig gegen mögliche Verletzungen zu panzern. Sie erinnert sich, wie sich die Leiterin ihrer Physiotherapie-Ausbildung sehr um sie gekümmert und sie gefördert hat, wie sie hier zeitweise ein völlig anderes Körpergefühl entwickelt und abgenommen hatte. In dieser Zeit nimmt sie noch einmal etwas ab, so dass sie am Ende der Behandlung ca. 83 kg wiegt.

Rückblick auf den Therapieverlauf

Nach ungefähr 1½ Jahren Therapie ist ein langer Weg zurückgelegt. Melanie hat ihr Essverhalten und ihr Bewegungsverhalten verändert. Sie hat Ängste vor eigenen Gefühlen, insbesondere vor Ärger und Wut, verloren, kann diese besser äußern. Auch Traurigkeit oder freudige Gefühle kommen besser zum Ausdruck. Sie hat sich mehr elterliche Autorität gegenüber ihrem Sohn verschaffen können. Die Partnerbeziehung hat sich, schließlich auch im sexuellen Bereich, verbessert. Sie hat zudem ein liebevolleres Gefühl für ihren Körper entwickelt.

Im letzten halben Jahr der insgesamt zweijährigen Behandlung finden Gespräche in längeren Abständen statt. Es geht nun darum, das Gewonnene zu festigen, über kritische Situationen zu sprechen und hier weitere Alternativen zu den Essanfällen zu etablieren. Diese haben sich deutlich reduziert. Ein Essanfall ist 3 Monate vor Abschluss der Behandlung aufgetreten, davor einer vor 2 Monaten. Von einer Essstörung kann hier nicht mehr gesprochen werden. Natürlich gibt es weiterhin Konflikte, ungelöste Probleme und auch immer wieder Unzufriedenheit mit dem eigenen Körper im Vergleich zu Frauen, die dem gängigen Modeideal mehr entsprechen. Aber diese sind ebenfalls regulierbarer geworden.

Einzel- und Gruppenbehandlung einer „nicht näher bezeichneten Essstörung“

Die 19-jährige Isabel erzählt, dass sie glaube, „eine Art Essstörung“ zu haben. (Über Isabels Geschichte wurde bisher noch nicht berichtet.) Diese habe damit begonnen habe, dass sie als 13-Jährige zusammen mit einer Freundin eine Diät machte. Danach sei sie nicht mehr ungezwungen mit Essen umgegangen, habe sich ständig über ihre Essgewohnheiten Gedanken gemacht, begonnen, ein Esstagebuch zu schreiben, in das sie alle Mahlzeiten und Zwischenmahlzeiten eingetragen habe.

Isabels Mutter hatte Bulimie.

Die Anregung zur Therapie sei in erster Linie von ihrer Mutter ausgegangen, die lange eine Bulimie hatte und die sich heute noch häufig Gedanken um ihr eigenes Essen und das der anderen Familienmitglieder mache. Für Isabel ist es ein großes Problem, dass sie nicht mehr genau spürt, wann sie Hunger hat. Sie isst immer ein bisschen weniger, als sie eigentlich braucht, um wirklich satt zu sein. Zudem kann sie ihren Körper nicht akzeptieren und hat große Angst zuzunehmen. Ihre Eltern sind in großer Sorge um sie, vor allem die Mutter. Diese hat Angst, ihre eigene frühere Essstörung könnte auf Isabel „abgefärbt“ haben. Isabel will zunächst ohne die Eltern kommen. Sie sieht die Essstörung in erster Linie als ihre Sache an und möchte erst einmal alles aus ihrer Sicht schildern.

Isabel schildert ihre Familiensituation.

Sie ist die jüngste von drei Kindern und lebt bei ihren Eltern. Nach dem Abitur möchte sie ausziehen. Die beiden älteren Geschwister leben nicht mehr zu Hause. Zu ihrer Mutter habe sie ein sehr gutes Verhältnis. Während ihrer Kindheit sei diese sehr liebevoll mit ihr umgegangen. Sie habe viel körperlichen Kontakt und Zuneigung erfahren. Jetzt habe die Mutter fast ein freundschaftliches Verhältnis zu ihr. Allerdings denkt sie, dass die Mutter durch das ständige Achten auf Figur und Essen einen ungünstigen Einfluss auf sie hatte. Hierdurch habe sie sich genervt und unter Druck gesetzt gefühlt. Die Beziehung zu ihrem Vater erlebt sie als komplizierter. Heute überlegt sie sich oft, weshalb sie auf seine körperliche Nähe eher ablehnend reagiere und kein „lockeres“ Verhältnis zu ihm aufbauen könne.

In der Schule ist sie gut, aber unsicher.

Bei Isabel kann weder eine Bulimie noch eine Magersucht diagnostiziert werden. Beim Umgang mit dem Essen, dem Körper und dem Gewicht besteht jedoch ein großer, sie sehr einschränkender Leidensdruck. Bei einem BMI von 18,5 fühlt sie sich „total fett" und lehnt ihren Körper ab. Außerdem ist sie sehr zurückgezogen. Sie besucht die 13. Klasse eines Gymnasiums. Sie hat gute Noten, allerdings nie Leistungsdruck von den Eltern empfunden. Isabel sagt: „Ich habe schon früh selbstständig für die Schule gearbeitet. Ich habe mich auch nie als Außenseiterin empfunden, aber es fiel mir immer schwer, mich zu behaupten. Wegen meiner guten Noten bin ich oft als Streberin gesehen worden. Es hat mich viel Kraft gekostet, das Image des braven Mädchens wenigstens etwas zu verändern."

Warum hat sich eine Essstörung entwickelt?

Für die Entwicklung der Essstörung scheinen zunächst die Ansprüche der Eltern bezüglich Figur und Aussehen sich selbst und in ihrer Vorbildfunktion der Tochter gegenüber bedeutsam. Zudem hat Isabel Probleme, sich aus der engen Beziehung zur Mutter zu lösen. Beide Eltern sind sehr arbeitsam, ohne dabei Druck auf Isabel auszuüben. Auch mit dieser Haltung ist Isabel sehr stark identifiziert. Sie genügt sich selbst oft nicht. Die Möglichkeiten, sich selbst zu behaupten, sind eher gering ausgebildet. Isabel wendet Ärger und Wut sehr stark gegen die eigene Person, vor allem in Form von Selbstzweifeln und Selbstkritik bezüglich des Aussehens.

Bei der Therapieplanung einigen sich Isabel und ihre Therapeutin darauf, zunächst mit einer Einzelbehandlung zu beginnen. Wegen der Schwierigkeiten im Umgang mit Gleichaltrigen wird zusätzlich für eine spätere Phase die Teilnahme an einer therapeutisch angeleiteten Gruppe für junge Frauen mit unterschiedlichen Essstörungen ins Auge gefasst.

Arbeit mit einem Esstagebuch.

In der Einzeltherapie wird zunächst am Essverhalten gearbeitet. Mit Hilfe eines Esstagebuchs wird deutlich, dass Isabel sich beim Essen sehr kontrolliert und sich in der Auswahl der Nahrungsmittel wenig Spielraum lässt. Zunächst wird eine Liste von Nahrungsmitteln erstellt, die eine größere Abwechslung bedeuten und gleichzeitig gewährleisteten, dass erst einmal keine Gewichtszunahme zu befürchten ist. Am schwierigsten ist für sie, sich auch kohlehydrathaltige Nahrungsmittel zu erlauben. Von ihrer Mutter hat sie den Satz im Kopf: „Kohlehydrate machen dick!" Neue Untersuchungen, die dies entkräften, überzeugen sie, sich auf eine Umstellung einzulassen.

Abschütteln der Askese.

Das Bewegungsverhalten wird ebenfalls verändert. Bisher hatte sie täglich mindestens ein bis zwei Stunden Sport getrieben, zumeist Joggen oder Schwimmen. Sie hatte sich nie gefragt, ob sie diese Sportarten überhaupt mag. Ihr wird deutlich, wie sehr sie sich hier an ihrem Vater orientiert, den sie immer als sehr diszipliniert und genau erlebte: „Der führt über alles Wichtige ordentlich Buch, kümmert sich um alles, hilft im Haushalt. Auch bei kleinen Problemen ist er sofort mit Rat und Tat zur Stelle. Er ist ausgesprochen asketisch, oder wie man das nennt, isst immer nur das Nötigste, achtet sehr auf seine Figur und joggt regelmäßig. Ich habe lange nur seine positiven Seiten gesehen. Jetzt stört mich dieses Verhalten zunehmend. Ich möchte auch mal nur das machen, was mir Spaß macht, auch bei der Bewegung."

Entlastung von elterlichen Schuldgefühlen.

Diese Veränderungen möchte Isabel gerne mit ihren Eltern besprechen. In zwei Familiengesprächen geht es darum, wie Isabel ihre veränderte Ernährung und ihr verändertes Sportverhalten in den Familienalltag integrieren kann. Dabei werden die Schuldgefühle der Eltern wegen der Schwierigkeiten von Isabel sehr deutlich. Die Therapeutin schlägt ihnen vor, ihrer bereits volljährigen Tochter zuzutrauen, dass sie für viele Dinge ihres Lebens inzwischen selbst sorgen könne. Sie fragt die Eltern, was sie selbst in diesem Alter gemacht haben. Beide hatten damals ihr eigenes Elternhaus schon verlassen. Ihre Lebenssituation zu der Zeit wird durchgesprochen. Schließlich sehen sie Isabels Situation mit etwas anderen Augen, trauen ihr auch mehr Selbstständigkeit zu. Gleichzeitig spüren sie, dass ihnen das „Loslassen" nicht leicht fällt. Es macht sie auch traurig. Diese Gespräche entlasten alle.

Wechsel in die Gruppentherapie

Die Situation in der Familie entspannt sich. Isabel verspürt wieder mehr Lust, sich mit Gleichaltrigen zu treffen. Sie hat immer noch große Angst vor dem gegenseitigen „Vergleich“; denn mit ihrer Figur und ihrem Aussehen ist sie weiterhin nicht zufrieden. Aber sie verspürt allmählich den Mut, in eine Gruppentherapie überzuwechseln.

Hier nimmt sie die Möglichkeit zum Austausch mit anderen essgestörten jungen Frauen wahr. Sie kann im positiven Sinn Gemeinsamkeit sowie ihre Ängste vor Zurückweisung äußern und überprüfen.

Sich in der Gruppe erproben.

Die Therapeutin bestärkt sie und die anderen Teilnehmerinnen in der offenen Mitteilung ihrer Wahrnehmungen, Gedanken und Gefühle. Für Isabel wird die Erfahrung wichtig, sich äußern und sich auch mit anderen auseinander setzen zu können. Neben den Gemeinsamkeiten spürt sie auch Unterschiede zu den anderen. Diese können ebenfalls in der Gruppe geäußert, besprochen und stehen gelassen werden. Die Angst vor Zurückweisung nimmt ab. Diese Beziehungserfahrungen bieten ihr eine Möglichkeit, Defizite im Umgang mit anderen aufzufüllen und die verschütteten eigenen Fähigkeiten zu beleben.

Die Gruppenmitglieder als Spiegel.

„Erst durch den Spiegel der anderen lernte ich, mich langsam so zu sehen, wie ich bin. Gemeinsam mit den anderen traute ich mich, meine Gefühle zu zeigen und mich damit zu akzeptieren. Erst durch ihre Rückmeldungen habe ich wahrgenommen, dass ich mich manchmal ziemlich verzerrt sehe und oft viel zu streng mit mir bin. Jetzt betrachte ich mich mit mehr Wohlwollen als früher und gönne meinem Körper auch etwas. Ich muss ihm nicht mehr so vieles verbieten. Früher wollte ich mit ihm nichts zu tun haben, er soll mich bloß in Ruhe lassen. Am Anfang der Therapie habe ich mich oft minderwertig gefühlt. Vor allem mit der Gruppe habe ich allmählich in Vielem meine Einstellungen und Sichtweisen verändert.

Obwohl alle unterschiedliche Essstörungen haben, gibt es doch viele Ähnlichkeiten. Am Anfang habe ich mich sehr gewundert, dass ein übergewichtiges Mädchen meinte, sie hätte keine Probleme mehr, wenn sie erst dünn sei. Sie war ziemlich erstaunt, als sie von den Schwierigkeiten der magersüchtigen Teilnehmerinnen hörte. Für mich war am schwierigsten, Wut und Ärger zu spüren. Meine Mitschülerinnen haben mich auch immer als ‚die Süße und Brave' bezeichnet. Damals habe ich mich nicht gewehrt, war einfach nur beleidigt. Aber in der Gruppe habe ich gelernt, dass Konflikte zum Leben gehören, dass man auch mal sauer sein darf und dass dadurch nicht gleich die Welt untergeht. Ich bin jetzt richtig froh, dass wir in der Gruppe auch solche Konfliktübungen im Rollenspiel geübt haben. Insgesamt habe ich jetzt weniger Angst, auch wenn mir bei dem Gedanken an Streit innerlich immer noch etwas heiß wird. Aber am wichtigsten war für mich, dass wir alle ähnlich alt waren, dadurch habe ich mich viel besser verstanden gefühlt."

Die Ablösung vom Elternhaus gelingt.

Durch die Kombination von Einzel- und Gruppentherapie (20 und 50 Stunden) ist es Isabel gelungen, sich gut aus ihrem Elternhaus zu verabschieden. Sie beendet die Gruppengespräche mit einem BMI von 20 und fühlt sich mit ihrem Körper weit gehend wohl. Gegen Ende der Behandlung hat sie in einer Teilnehmerin eine „beste Freundin" gefunden. Ihr Selbstwertgefühl ist deutlich gestärkt. Im Umgang mit den Eltern zeigt sie sich immer noch vorsichtig, hat jedoch beim Eintreten für ihre eigenen Interessen keine Schuldgefühle mehr. Ihr Essverhalten bezüglich „ungesunder Nahrungsmittel" ist immer noch etwas eingeschränkt, aber der Speiseplan ist insgesamt wesentlich vielfältiger geworden. Sie hat inzwischen ihr Studium der Wirtschaftswissenschaften in einer anderen Stadt aufgenommen.

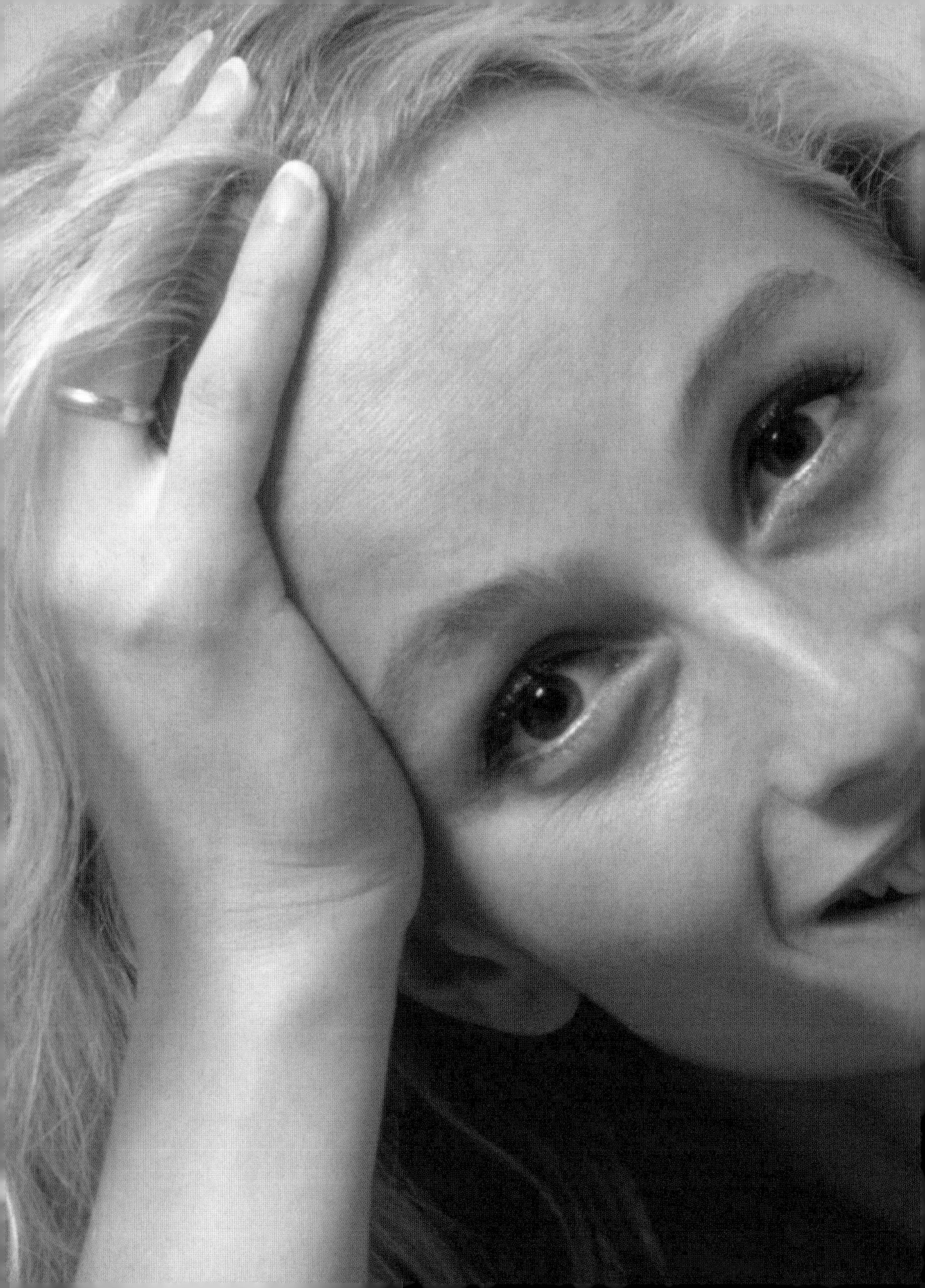

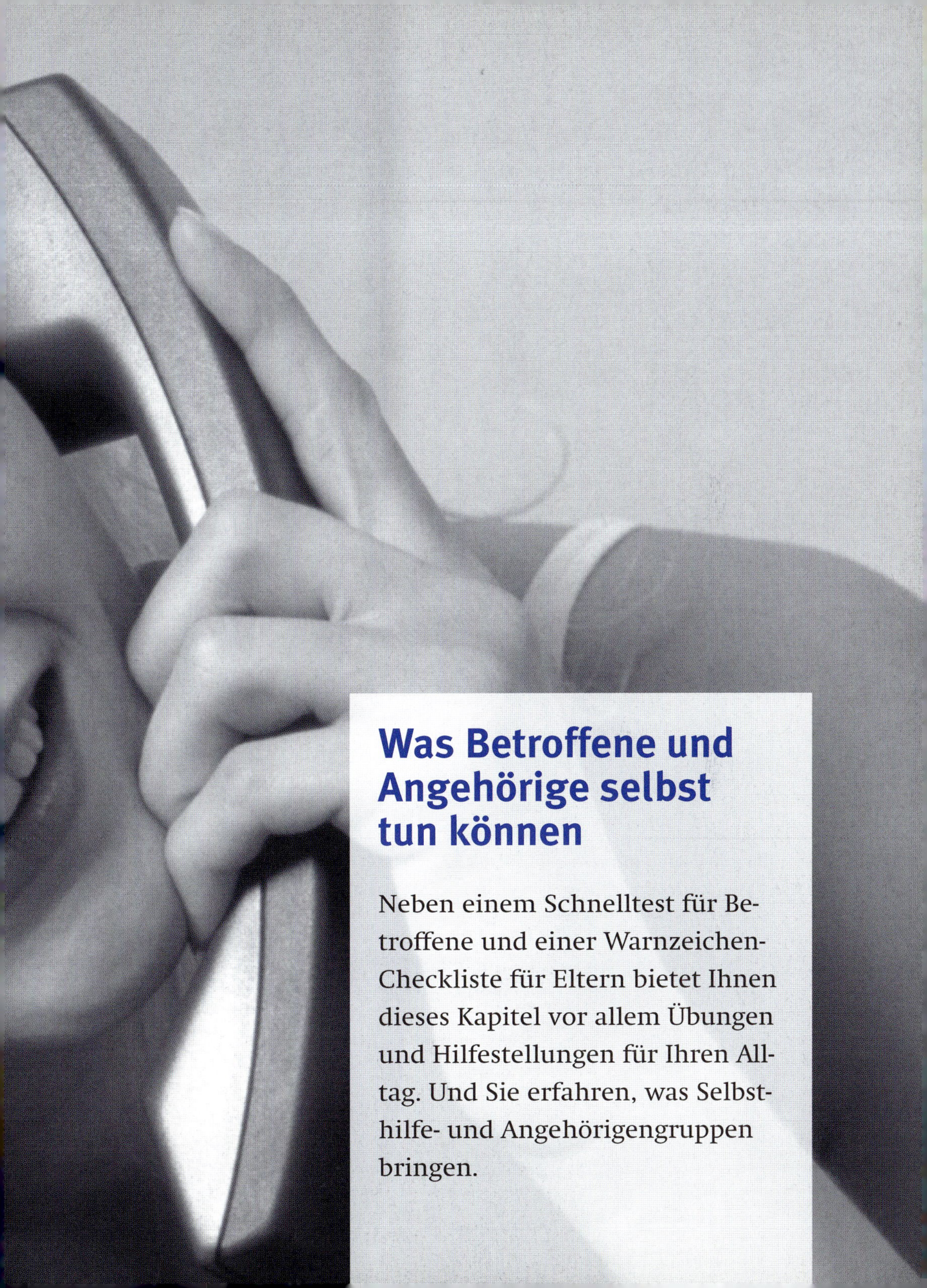

Was Betroffene und Angehörige selbst tun können

Neben einem Schnelltest für Betroffene und einer Warnzeichen-Checkliste für Eltern bietet Ihnen dieses Kapitel vor allem Übungen und Hilfestellungen für Ihren Alltag. Und Sie erfahren, was Selbsthilfe- und Angehörigengruppen bringen.

Sich die Essstörung eingestehen

Dieser erste Schritt ist vielleicht der schwerste, sich einzugestehen, dass etwas nicht stimmt, dass das eigene Essverhalten eben nicht mehr normal ist und dass man alleine aus dem Teufelskreis des Nichtessens oder des Überessens auch nicht mehr herausfindet. Seien Sie mutig! Holen Sie sich Hilfe. Glücklicherweise gibt es mittlerweile Beratungs- und Anlaufstellen, die – falls gewünscht – auch für ein erstes anonymes Gespräch zur Verfügung stehen.

Informieren Sie sich, welche Einrichtungen in Ihrer Nähe Aufklärungsarbeit leisten und Hilfe bei Essstörungen anbieten. In größeren Städten gibt es meist spezielle Beratungsstellen für

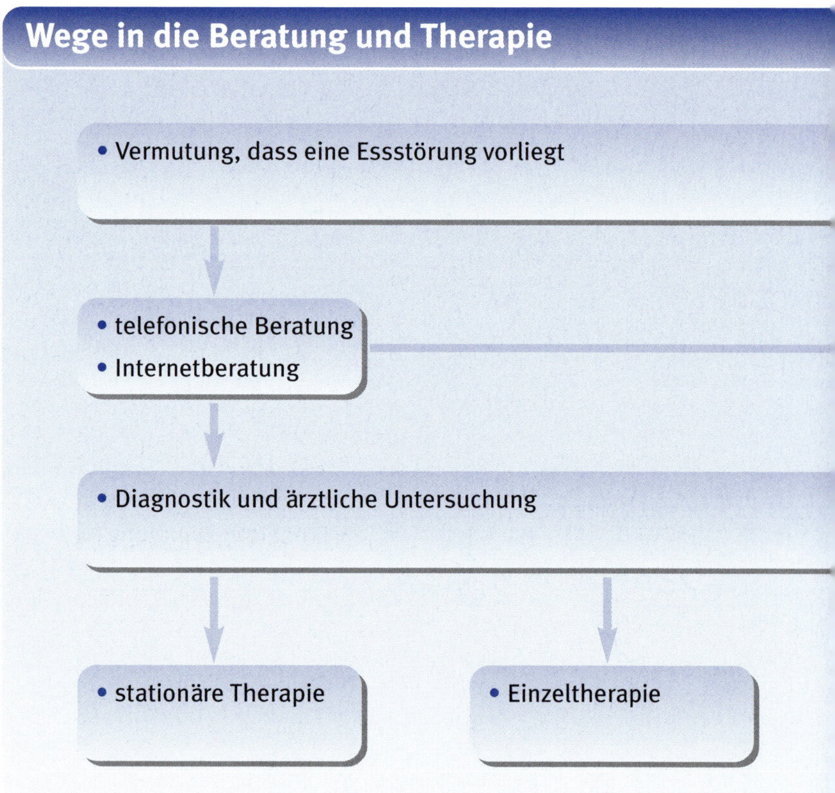

Die Abbildung gibt Ihnen einen Überblick, welche Schritte zu tun sind, wenn Sie glauben, dass Sie selbst oder Ihr Kind eine Essstörung haben könnte. Die einzelnen Punkte werden in den entsprechenden Kapiteln ausführlich erläutert.

Essstörungen und auf Essstörungen spezialisierte Arzt- und Psychotherapiepraxen. Teilweise haben auch psychosoziale Beratungsstellen oder Erziehungs- und Suchtberatungsstellen den Schwerpunkt Essstörungen.

Prüfen Sie Ihr Essverhalten

Wenn Sie das gesamte Buch schon bis hierher gelesen haben, werden Sie die möglichen Anzeichen für ein gestörtes Essverhalten oder krankheitswertige Essstörungen kennen. Aber wenn Sie schnell überprüfen wollen, ob Ihr Essverhalten normal ist oder ob Sie sich auf dem Wege in eine Essstörung befinden, hilft dieser Test (nächste Seite).

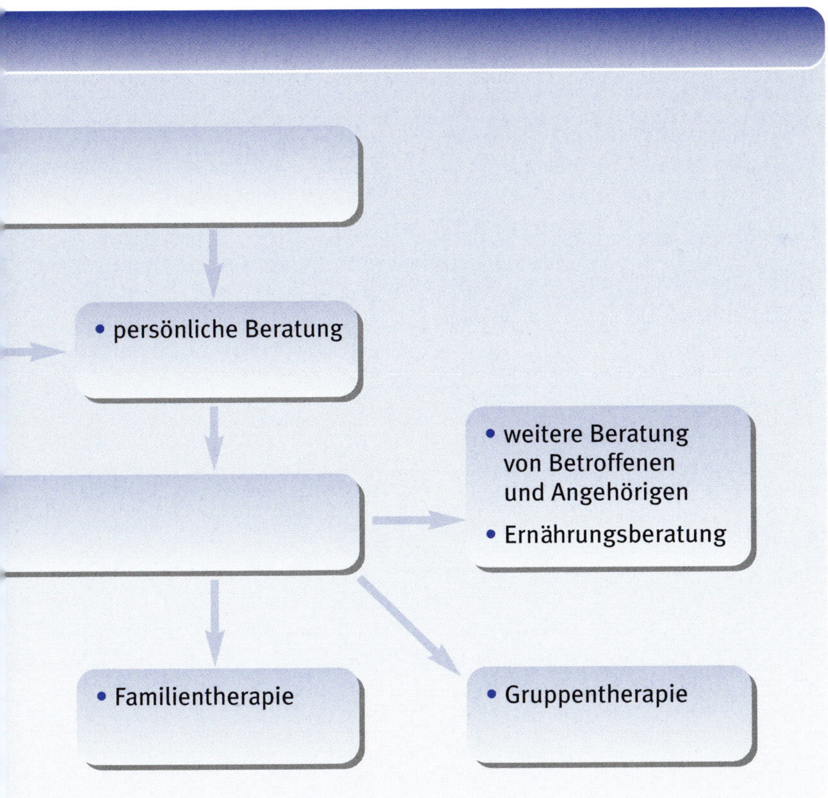

Schnelltest: Ist mein Essverhalten gestört?

- ☐ Ich denke oft an Essen oder Nichtessen.
- ☐ Ich plane mein Essen ganz genau.
- ☐ Abweichungen von meiner Planung kann ich schlecht ertragen.
- ☐ Ich esse mal gar nicht, mal längere Zeit wenig, dann wieder ganz viel.
- ☐ Ich verbiete mir bestimmte Nahrungsmittel, vor allem wenn sie fett oder süß sind.
- ☐ Nach dem Essen habe ich ein schlechtes Gewissen.
- ☐ Nach dem Essen empfinde ich Scham oder Ekel.
- ☐ Essen macht mir Angst.
- ☐ Wieviel ich esse, hängt von meiner Stimmung ab.
- ☐ Wenn ich dünner wäre, hätte ich weniger Probleme.
- ☐ Ich beruhige mich oft durch Essen.
- ☐ Meine Stimmung ist von dem Ergebnis der Waage abhängig.
- ☐ Ich koche gerne für andere, esse dann aber nicht mit.
- ☐ Ich achte sehr darauf, was die anderen essen.
- ☐ Ich bemühe mich oft, weniger als andere zu essen.
- ☐ Ich esse lieber alleine als in Gesellschaft.
- ☐ Ich kann nicht erkennen, ob ich hungrig oder satt bin.
- ☐ Ich vergleiche mein Aussehen ständig mit anderen.
- ☐ Ich fühle mich oft zu dick, obwohl ich Normalgewicht habe.
- ☐ Ich kontrolliere mein Aussehen ständig.
- ☐ Ich probiere immer wieder Diäten aus.
- ☐ Ich wiege mich mehrmals in der Woche.
- ☐ Ich denke oft ans Abnehmen, obwohl ich Normalgewicht habe.
- ☐ Ich vermeide es möglichst, meinen Körper zu berühren.

Wenn Sie mehrere dieser Fragen mit ja beantworten, ist das ein Zeichen dafür, dass Ihr Essverhalten und Ihr Körpergefühl nicht mehr im gesunden Bereich liegen. In diesem Falle sollten Sie sich von einer Facheinrichtung für Essstörungen beraten lassen und sich professionelle Hilfe holen.

Verändern Sie Ihr Essverhalten

Um wieder gesund zu werden, müssen Sie Ihr Essverhalten verändern. Vermutlich teilen Sie Nahrungsmittel in erlaubte (kalorien- und fettarme) und verbotene (kalorien- oder fettreiche) ein. Zur gesunden und abwechslungsreichen Ernährung gehören aber auch viele Nahrungsmittel von Ihrer Verbotsliste. Am besten funktioniert es, wenn Sie diese Nahrungsmittel schrittweise in Ihre tägliche Ernährung integrieren. Diese Umstellung braucht Zeit. Auch wenn Sie unter einer Binge-Eating-Störung (Essstörung mit „Fressanfällen") leiden, müssen Sie Ihre Ernährungsgewohnheiten ändern.

Ernährungsberatung. Es kann daher sehr hilfreich für Sie sein, eine Ernährungsberatung aufzusuchen. Auch hier gibt es Ernährungsberaterinnen und Ökotrophologinnen, die sich auf Essstörungen spezialisiert haben. Bei dieser Beratung erhalten Sie konkrete Anleitungen, wie Sie Ihre Ernährung umstellen sollten und können auch über mögliche Befürchtungen sprechen, z. B. über die Angst, unkontrolliert zuzunehmen.

Die Normalisierung des Essverhaltens und des Verhältnisses zum eigenen Körper ist eine wesentliche Voraussetzung für das Gelingen einer Psychotherapie. Daher wird im Rahmen der Therapie intensiv an diesem Thema gearbeitet und Sie erhalten bei einer stationären Therapie direkt vor Ort die nötige Ernährungsberatung. Bei einer ambulanten Therapie kann Ihnen Ihre Psychotherapeutin bei der Suche nach einer Ernährungsberaterin in Ihrer Nähe helfen.

Essregeln. Darüber hinaus gibt es Regeln, die Ihnen helfen, Ihr Essverhalten zu Hause in Ihrem Alltag umzustellen und nicht immer wieder in die früheren Verhaltensweisen zurückzufallen. Die folgenden Leitsätze wurden im Rahmen einer Gruppentherapie in Zusammenarbeit mit einer Ernährungsberaterin für ein verändertes Essverhalten entwickelt.

Vermutlich wollen oder können Sie nicht alle Leitsätze auf einmal verinnerlichen und beherzigen. Suchen Sie sich ruhig einige aus, die Sie für durchführbar halten und loben Sie sich, wenn es Ihnen gelungen ist. Mit der Zeit wird Ihnen dieses neue Verhalten ganz normal und natürlich vorkommen. Möglicherweise formulieren Sie auch Ihre eigenen Leitsätze. Sie können sich diese auch aufschreiben und z. B. an den Kühlschrank heften. Seien Sie aber auch bei einem möglichen Übertreten der Regeln nicht zu streng mit sich – Ihre Essstörung hat sich über einen langen Zeitraum entwickelt, und es braucht auch Zeit, wieder umzulernen. In dem Maße, in dem Ihnen eine Veränderung gelingt, können Sie immer mehr auf ein gestörtes Essverhalten verzichten.

Hilfestellungen für ein gesundes Essverhalten

Versuchen Sie die folgenden Leitsätze zu berücksichtigen. Loben Sie sich, wenn es Ihnen gelingt, aber bestrafen Sie sich nicht, wenn es mal nicht klappt.

- Ich nehme mir Zeit zum Essen.
- Ich esse nicht einfach zwischendurch im Stehen.
- Ich plane im Voraus, was ich essen möchte.
- Ich versuche, regelmäßige Mahlzeiten einzuhalten.
- Ich versuche, auf die Signale meines Körpers zu achten.
- Ich versuche zu unterscheiden, wann ich satt oder hungrig bin.
- Ich setze mich zum Essen an einen gedeckten Tisch.
- Ich konzentriere mich auf das Essen.
- Ich sehe während des Essens nicht fern und lese auch nicht.
- Ich versuche, das Essen, für das ich mich entschieden habe, zu riechen, zu schmecken und zu genießen.
- Ich esse nicht immer alleine, sondern verabrede mich auch zum Essen.

Wie kann ich einen Essanfall vermeiden?

Wenn Sie unter Bulimie oder einer Binge-Eating-Störung leiden, werden Sie die Gefühle oder Gedanken kennen, die Sie kurz vor einem Essanfall beherrschen. Machen Sie sich klar, welche Gefühle oder Situationen es sind. Versuchen Sie, Ihre tatsächlichen Beweggründe herauszufinden, auch wenn Sie direkt vor einem Essanfall stehen. Fragen Sie sich:

- Was könnten Gründe dafür sein, weshalb ich gerade so unzufrieden bin?
- Bin ich ärgerlich? Wenn ja, über wen oder was?
- Fühle ich mich einsam oder allein?
- Bin ich traurig?
- Bin ich enttäuscht? Wenn ja, wovon?
- Fühle ich mich unverstanden?

Versuchen Sie, Ihrer Befindlichkeit auf die Spur zu kommen. Nehmen Sie Ihre Gefühle ernst, auch wenn sie Ihnen zunächst

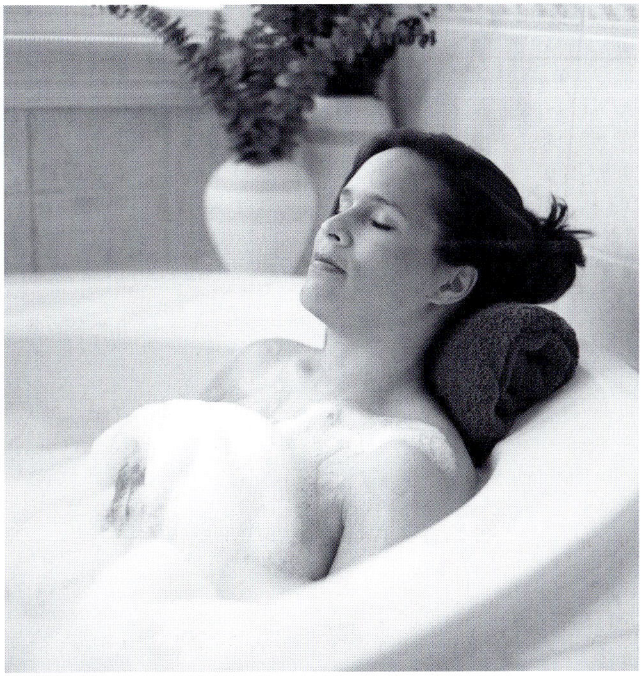

Verwöhnen Sie sich mit einem Schaumbad, anstatt den Kühlschrank leer zu futtern.

unsinnig, übertrieben, kindisch oder lächerlich vorkommen. Gestehen Sie sich ein Recht auch auf diese Gefühle zu. Gefühle zu haben, heißt noch nicht, sie gleich zum Ausdruck zu bringen oder in die Tat umzusetzen. Für die Bewältigung Ihrer Essstörung ist es wesentlich, dass Sie Ihre Gefühle spüren können. Wenn Sie Ihr eigentliches Bedürfnis spüren und erkennen, können Sie versuchen, hiermit anders umzugehen oder es zu befriedigen. Machen Sie sich klar, was es anstelle eines Essanfalls für Sie sonst noch geben könnte. Wenn Sie sich beispielsweise einsam fühlen, könnten Sie eine Freundin oder eine Bekannte anrufen und mit Ihr reden. Wenn Sie sich so über jemanden ärgern, dass Sie kurz vor einem Essanfall stehen, gönnen Sie sich statt des Essens etwas anderes. Die folgende Liste soll dazu Anregungen geben. Schreiben Sie auf, worüber Sie wütend sind oder einen fiktiven Brief an die oder den Betreffenden. Sprechen Sie die betreffende Person an, wenn Ihr Ärger verraucht ist, und versuchen das Problem zu klären.

Alternativen zu einem Essanfall

Alles, was Sie gerne tun und was Ihnen gut tut, kann eine Alternative zu einem Essanfall sein. Wichtig ist, dass Sie sich diese Möglichkeiten vorher überlegen und auch ganz konkret planen, um dem Gefühl zu entgehen, ein willenloses Opfer zu sein.

- Trauen Sie sich, eine Freundin anzurufen,
- gönnen Sie sich ein wohlriechendes Bad,
- gehen Sie aus dem Haus und unternehmen etwas, das Ihnen Spaß macht,
- machen Sie einen Spaziergang,
- gehen Sie ins Kino,
- verabreden Sie sich,
- sprechen Sie Menschen in Ihrer Umgebung für Ihre Belange und Bedürfnisse an,
- hören Sie schöne Musik,
- lesen Sie ein Buch oder eine Zeitschrift,
- schreiben Sie Tagebuch oder einen Brief.

Lernen Sie, sich zu entspannen

Für Menschen, die speziell auf Stress und Belastungen mit Essen oder Nichtessen reagieren, ist es sinnvoll, eine Entspannungs-

Entspannungsübungen nach Jacobson

- Ich mache es mir im Sitzen oder Liegen auf einer Decke möglichst bequem. Ich balle meine linke Hand zu einer Faust und spanne alle Muskeln der Hand 5 Sekunden kräftig an. Danach entspanne ich für 10 Sekunden die Muskulatur und genieße das Gefühl der Entspannung.
- Dann mache ich das Gleiche mit der rechten Hand. Im Anschluss daran kommt die gesamte Armmuskulatur an die Reihe. Zuerst die Muskeln der Unterarme. Um sie anzuspannen, drücke ich beide Handflächen kraftvoll gegeneinander, halte wie vorher 5 Sekunden die Spannung und entspanne 10 Sekunden. Anschließend die Muskeln der Oberarme jeweils immer im Rhythmus 5 Sekunden Anspannung, 10 Sekunden Entspannung.
- Nun lenke ich meine Aufmerksamkeit auf mein Gesicht. Ich ziehe meine Augenbrauen kräftig hoch und lege dabei die Stirn in Falten, halte die Spannung und entspanne wieder. Danach drücke ich meine Augen fest zu, halte die Spannung und öffne die Augen zum Entspannen. Dann beiße ich die Zähne fest aufeinander, spanne an und entspanne mich danach. Und zum Schluss drücke ich die Lippen fest aufeinander und entspanne, indem ich sie wieder öffne.
- Den Nacken kann ich gegen die Sessellehne oder gegen meine Unterlage pressen, anspannen – entspannen. Den Kopf drücke ich zur Anspannung auf meine Brust und zur Entspannung hebe ich ihn wieder langsam an.
- Die Schultern ziehe ich hoch, halte die Spannung und lasse sie zum Entspannen wieder langsam fallen. Die Schulterblätter kann ich anspannen, indem ich die Arme nach hinten nehme, 5 Sekunden die Spannung halte und wieder 10 Sekunden entspanne.
- Für die Bauch- und Brustmuskulatur atme ich kräftig ein, drücke den Bauch nach vorn heraus, halte die Spannung und entspanne wieder.
- Das Gesäß spanne ich an, indem ich beide Gesäßhälften zusammendrücke und dann wieder loslasse, um zu entspannen.
- Für Beine und Füße lege ich mich hin, stelle dann die Füße auf und spanne und entspanne zuerst die Oberschenkel, dann die Waden und zum Schluss die Füße. Zum Abschluss kann ich meinen Körper noch einmal in seiner Gesamtheit wahrnehmen.

Sprechen Sie sich diese Übungsanweisungen am besten auf Kassette; das hilft Ihnen, den 5- und 10-Sekunden-Rhythmus besser einzuhalten, und Sie können sich ganz auf die Übungen konzentrieren. Wenn Sie sich die Entspannungsphasen jeweils mit einer entsprechenden Entspannungsmusik unterlegen, trägt das nochmals zu einer Verstärkung bei. Wenn Sie lernen, sich regelmäßig zu entspannen, können Sie auch mit Spannungen und Belastungen des Alltags besser umgehen.

technik zu erlernen, die regelmäßig zu Hause angewendet werden kann. Finden Sie für sich eine Methode, die nicht zusätzliche Anstrengung bedeutet, sondern tatsächlich Genuss und Entspannung mit sich bringt. Um einen leichteren Einstieg zu finden und die Möglichkeit zu haben, sich mit anderen Menschen zu treffen, kann ein Entspannungskurs hilfreich sein. Diese werden beispielsweise von Volkshochschulen oder Sportvereinen angeboten.

Inzwischen gibt es allerdings auch eine Reihe von Entspannungstechniken, die gut beschrieben oder auf Kassette bzw. CD besprochen, zu Hause leicht angewendet oder als Ergänzung genutzt werden können. Um eine dauerhafte Wirkung zu erzielen, ist es gut, sich möglichst regelmäßige Zeiten für die eigene Entspannung einzuplanen. Schon wenige Minuten zwischendurch können eine große Wirkung haben.

Häufig wird die so genannte Muskelentspannung nach Jacobson, die relativ leicht erlernbar ist, empfohlen (siehe Kasten). Hierbei handelt es sich um ein Wechselspiel zwischen Anspannung und Entspannung, die den gesamten Körper umfasst.

Wie entkomme ich der Einsamkeit und Langeweile?

Viele Frauen – vor allem diejenigen mit einer Bulimie oder einer Binge-Eating-Störung – berichten, dass sie oft Heißhungergefühle haben oder unkontrolliert essen, wenn sie sich langweilen oder einsam fühlen. Kennen Sie das auch? Dann lesen Sie im Folgenden, welche Alternativen es zu den gewohnten Heißhungerattacken geben könnte. Denn neben der psychotherapeutischen Arbeit können und sollten Sie auch selbst außerhalb der Therapie Ihr Leben aktiv verändern.

Machen Sie den ersten Schritt

Wenn Sie oft einsam sind und sich durch Ihre Essstörung von Freunden, Bekannten und vielleicht auch von Ihrer Familie zurückgezogen haben, nutzen Sie die Möglichkeit über Freizeit-

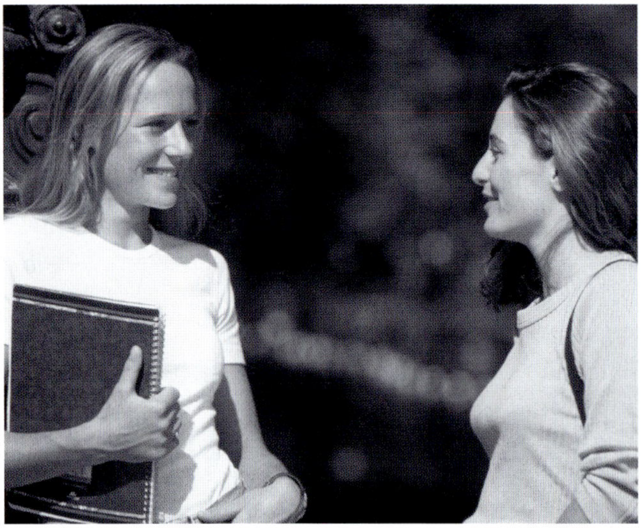

aktivitäten neue Menschen zu treffen und sich auszutauschen. Belegen Sie einen Sprachkurs in der Volkshochschule, treten Sie einer Sportgruppe bei, gehen Sie zu einem Gesprächskreis, lesen Sie die Freundschafts- und Freizeit-Anzeigen in Stadtmagazinen, schließen Sie sich einer Wandergruppe an, besuchen Sie ein Seminar für autogenes Training. Suchen Sie sich etwas aus, was Ihnen Spaß machen und Ihren Interessen entsprechen könnte.

Kontakte sind wichtig. Versuchen Sie, wieder auf Menschen zuzugehen.

Trauen Sie sich zu, im Kontakt mit anderen die Initiative zu ergreifen und „investieren“ Sie etwas, wenn Sie an Beziehungen zu anderen Interesse haben. Das bedeutet allerdings auch, sich der Angst vor eventueller Ablehnung zu stellen. Aber immerhin liegen Ihre Chancen bei fünfzig Prozent, dass auch andere Menschen an Ihnen interessiert sind. Vielleicht können Sie sich im Umgang mit anderen von Ihren Ansprüchen, perfekt sein zu müssen, verabschieden und sich stattdessen an einer menschlichen Beziehung freuen, in der es nicht darum geht die Beste, die Schönste oder die Klügste sein zu müssen.

Langeweile heißt, Zeit für sich haben

Ihnen ist langweilig? Sie wissen nichts mit sich anzufangen? Das können Sie ändern. Dazu müssen Sie sich nicht unbedingt immer nach außen wenden und auf neue Menschen zugehen. Denn das geht nicht immer und fällt zu Anfang, wenn Sie sich sehr zurückgezogen haben, ziemlich schwer.

Langeweile heißt auch, dass Sie Zeit nur für sich haben. In der Sie nichts machen müssen, nicht funktionieren müssen, nicht den Ansprüchen anderer genügen müssen. Diese Zeit ist eine Kostbarkeit, die viele Menschen nicht mehr schätzen können.

Zeit für sich zu haben heißt, dass Sie Ihren eigenen Bedürfnissen nachzuspüren und herauszufinden können, was Ihnen gut tut. Wenn Sie nicht genau wissen, was Sie brauchen, was Ihnen Spaß macht oder was Ihnen gut tut, haben Sie den Mut, einfach verschiedene Dinge auszuprobieren, um es herauszufinden. In diesem Kapitel, erhalten Sie zahlreiche Anregungen dazu.

Freunden Sie sich mit Ihrem Körper an

Bin ich hungrig oder bin ich satt? Viele Mädchen und Frauen mit Essstörungen können dies nicht mehr richtig unterscheiden. Hinter Heißhungerattacken können sich Gefühle verbergen, die mit Hunger überhaupt nichts zu tun haben. Trotzdem verspüren Sie Hunger als Grundbedürfnis. Und obwohl Ihr Hunger nach einem Essanfall gestillt sein kann, will sich trotzdem kein Sättigungsgefühl einstellen. Die Gefühle und die tatsächlichen körperlichen Bedürfnisse stimmen nicht mehr überein. Wenn Sie unter Magersucht leiden, kann es sein, dass Sie sich schon nach einem Apfel voll fühlen, obwohl die Bedürfnisse Ihres Körpers überhaupt noch nicht befriedigt sind.

Versöhnung mit dem eigenen Körper

Es ist von zentraler Bedeutung auf dem Weg aus der Essstörung, die tatsächlichen Bedürfnisse des Körpers und die Gefühle wieder in Einklang zu bringen. Das bedeutet, den Körper neu kennen zu lernen, seine Bedürfnisse wahrzunehmen und sich wieder mit ihm anzufreunden.

Wenn Sie sich bereits in psychotherapeutischer Behandlung befinden, haben Sie vielleicht schon Protokolle über Ihr Essverhalten und die Anlässe des Essens, Hungerns, Erbrechens oder exzessiven Sporttreibens erstellt. Dann wissen Sie, dass Sie manchmal nicht aus Hunger oder aus Appetit essen, sondern weil Sie vielleicht im Arbeitsalltag unzufrieden sind, weil Sie sich über jemanden geärgert haben oder weil Sie sich einsam fühlen und Trost im Essen suchen.

Immer wenn Sie feststellen, dass Sie eigentlich nicht aus Hunger, sondern aus anderen Gründen zum Essen greifen, sollten Sie darüber nachdenken, ob Sie nicht eine Ihren Bedürfnissen entsprechende Lösung finden können. Dies bedeutet, ein größeres Maß an Achtsamkeit für sich selbst zu entwickeln. Oft ist dies sehr ungewohnt, weil ja der Körper durch die Essstörung häufig über eine lange Zeit nicht liebevoll behandelt, sondern eher attackiert wurde. Machen Sie sich klar, wie viel Sie ihm zugemutet haben und versuchen Sie, ihm etwas Gutes zu geben.

Dies können Sie in sehr unterschiedlicher Art tun:

- Vielleicht haben Sie wieder Lust, einen für Sie angemessenen Sport auszuüben. Vor allem, wenn Sie dies lange nicht mehr getan haben. Denn den Körper zu bewegen, verhilft oft zu einem guten Körpergefühl. Vorsicht ist allerdings geboten, wenn die sportlichen Aktivitäten einen Suchtcharakter annehmen oder zum Abnehmen eingesetzt werden.
- Genießen Sie es, Ihren Körper zu verwöhnen, ihm etwas Gutes zu tun und ihn zu pflegen: Nehmen Sie ein wohlriechendes Bad, cremen Sie sich genussvoll ein, gönnen Sie sich ab und zu mal einen Besuch beim Friseur oder der Kosmetikerin.
- Erlauben Sie sich, im Alltag immer wieder eine Ruhepause einzulegen und sich zu entspannen.

Egal worauf Sie mehr Lust haben, das Motto sollte immer lauten: „Ich tue meinem Körper etwas Gutes." Dabei können Sie Schritt für Schritt lernen, den eigenen Körper mehr wahrzunehmen, sich selbst zu spüren, sich so wie Sie sind anzunehmen und sich mit Spaß und Lust zu bewegen. Entspannend und schön können auch meditative Atemübungen sein (siehe Kästen).

Atemübung, um Verspannungen zu lösen

- Setzen oder legen Sie sich bequem hin. Richten Sie Ihre Aufmerksamkeit auf die Atmung und beobachten Sie, wie die Luft in Ihren Körper ein- und wieder ausströmt. Spüren Sie, wie sich dabei Ihr Bauch hebt und senkt. Lassen Sie mit jedem Atemzug etwas mehr los und schicken Sie Ihren Atem dort hin, wo die Verspannungen sitzen. Stellen Sie sich nun vor, dass sich mit jedem Ausatmen die Verspannungen etwas mehr lösen. Kehren Sie mit Ihrer Aufmerksamkeit immer wieder zu Ihrer Atmung zurück und lassen dabei mehr und mehr Ihre Verspannungen los.

Reise durch den Körper

Um Bewusstheit für Ihren gesamten Körper zu erlangen, eignet sich folgende Körperreise:

- Setzen oder legen Sie sich bequem hin. Spüren Sie Ihre Ein- und Ausatmung. Konzentrieren Sie sich nur darauf. Tauchen Gedanken auf, lassen Sie diese einfach vorüberziehen und kehren mit Ihrer Aufmerksamkeit wieder zu Ihrer Atmung zurück.
- Lassen Sie nun den Atem nacheinander in all die Teile Ihres Körpers strömen, die jetzt benannt werden. Beginnen Sie mit den Haaren, dem Kopf und Ihrem Gesicht, gehen dann weiter über die Schultern, die Arme und atmen bis in die Fingerspitzen. Danach atmen Sie bewusst in Ihren Nacken, Ihre Schultern, Ihren Rücken bis zum Gesäß.
- Mit einem neuen tiefen Atemzug atmen Sie in Ihre Brust, Ihren Bauch, Ihren Unterleib, über die Oberschenkel und Beine bis hin zu den Fußspitzen. Lassen Sie nun die Luft noch einmal nacheinander in all die Teile Ihres Körpers strömen, die Ihnen einfallen und senden auf diese Art und Weise Ihre Wertschätzung dorthin. Schicken Sie Ihren Atem auch zu den Teilen Ihres Körpers, die Sie vielleicht kritisch betrachten, die vielleicht nicht so aussehen, wie Sie es gerne möchten. Wenden Sie sich auch diesen Körperteilen mit freundlicher Aufmerksamkeit zu.
- Zum Abschluss spüren Sie noch einmal Ihren Körper in seiner Gesamtheit und richten dabei Ihre Aufmerksamkeit noch einmal deutlich auf ihre Ein- und Ausatmung.

Entspannungsübung für Arbeitspausen

Um sich während der Arbeit zwischendurch kurz zu entspannen, eignet sich folgende Übung im Stehen:

- Stellen Sie sich gleichmäßig auf beide Füße und gehen etwas in die Grätsche. Atmen Sie einige Male ruhig ein und aus. Dann beugen Sie Ihren Körper langsam nach vorne und spreizen, wenn Sie mit den Händen über dem Boden sind, die Finger beider Hände und atmen dabei aus.
- Danach richten Sie sich ganz langsam – fast im Zeitlupentempo – wieder auf und atmen dabei ein.
- Dann strecken Sie die Arme nach oben, stellen sich auf die Zehenspitzen und spreizen erneut die Finger beider Hände und atmen dabei wieder aus. Anschließend kommen Sie in die Ausgangsstellung zurück.
- Diese Übung können Sie 3- oder 6-mal wiederholen.

Gehen Sie wieder auf Menschen zu

Menschen mit Essstörungen ziehen sich häufig von Freunden und Bekannten zurück und brechen enge Kontakte ab. Manchmal ist es auch umgekehrt. Dann ziehen sich die Freunde zurück, weil sie nicht wissen, wie sie mit der Freundin umgehen sollen, die unter einer Essstörung leidet. In beiden Fällen verstärkt ein Rückzug die Probleme.

Haben Sie sich selbst von Ihren Freunden oder vielleicht auch von Ihrem Partner zurückgezogen, weil Sie sich nicht ausreichend verstanden fühlen, sollten Sie die Initiative ergreifen sich mitzuteilen. Denn andere können nicht wissen, wie es Ihnen geht oder was Sie möchten, wenn Sie nicht darüber reden. Vielleicht werden Ihre Erwartungen nicht immer erfüllt, aber im Zusammenleben geht es immer wieder darum, miteinander zu reden und Kompromisse zu finden. Manchmal bedeutet dies auch, Auseinandersetzungen einzugehen. Auch in diesem Fall ist es besser zu lernen, seine Meinung oder vielleicht auch seinen Ärger auszudrücken, als ihn mit Essen oder Nichtessen zu kompensieren.

Machen Sie sich bewusst, dass es keine Lösung sein kann, alleine zu Hause zu sitzen. Vielleicht trauen Sie sich, sich wieder einmal mit Freunden zu verabreden, auch wenn Sie den ersten Schritt machen. Oder Sie gehen zusammen mit Bekannten oder Kollegen ins Kino. Vielleicht haben Sie auch wieder einmal Lust, Freunde zu sich nach Hause einzuladen. Manchmal gibt es auch reizvolle Angebote in der Volkshochschule oder einem Verein, durch die Sie Menschen mit ähnlichen Interessen kennen lernen können. Sie werden merken: Wenn Sie sich erst einmal aus Ihrem Rückzug hervorgewagt haben, ist der nächste Schritt nicht mehr so schwierig.

Selbsthilfegruppen

Selbsthilfegruppen sind kein Ersatz für eine Psychotherapie oder eine ärztliche Untersuchung und Behandlung. Aber sie können eine gute Ergänzung zu einer ambulanten Therapie sein und Sie auch nach Abschluss einer Behandlung weiter begleiten. Oder Sie nutzen sie als „Motivationsgruppe", um den Beginn einer Psychotherapie zu erleichtern.

Viele Menschen mit Essstörungen stehen ihrer Erkrankung anfänglich rat- und hilflos gegenüber. Dann kann eine Selbsthilfegruppe zunächst Unterstützung und Orientierung durch andere Betroffene bieten. Holen Sie sich aber auf jeden Fall professionelle Hilfe.

Selbsthilfegruppen treffen sich in der Regel einmal wöchentlich. Zu Beginn werden verbindliche Gruppenregeln aufgestellt. Viele beginnen und enden mit einem so genannten Blitzlicht, in dem die Gruppenmitglieder kurz berichten, wie es ihnen momentan geht, welche Themen aus dem letzten Treffen oder welche eigenen Themen sie noch beschäftigen, was neu hinzugekommen ist und worüber sie in der heutigen Sitzung sprechen wollen. Wenn sich hieraus kein neues aktuelles Thema ergibt, kann auf einen von der Gruppe erarbeiteten Themenkatalog zurückgegriffen werden.

Wichtige Regeln für eine Selbsthilfegruppe

In einer Selbsthilfegruppe sollten folgende Grundsätze gelten:

- Alle Teilnehmerinnen und Teilnehmer sind gleich gestellt.
- Jede/r ist für sich selbst verantwortlich und bestimmt ihr/sein eigenes Handeln.
- Jede/r vertritt sich selbst und spricht von sich in „Ich-Form".
- Das Erteilen von gegenseitigen Ratschlägen sollte vermieden werden.
- Die Gruppe entscheidet gemeinsam über alle Angelegenheiten, die sie betrifft.
- Bei Verletzungen und Kränkungen, auch wenn sie nicht beabsichtigt sind, wird ein für alle gültiges Stoppsignal vereinbart.
- Alles, was in der Gruppe besprochen wird, ist vertraulich.

Die Gruppentreffen ermöglichen einen Erfahrungsaustausch und bieten gegenseitige Unterstützung. Manchmal werden auch gemeinsame Unternehmungen geplant. Durch das Gefühl, mit dem Problem nicht allein zu sein, sowie dem Austausch mit anderen Betroffenen, kann Stabilität und seelischer Halt erfahren und das Selbstvertrauen gestärkt werden. Die Gruppe gibt Anregungen, alte Verhaltensweisen durch neue zu ersetzen.

Die im obigen Kasten genannten Regeln sollen die Risiken einer solchen Gruppe vermeiden helfen. Eine wesentliche Gefahr kann darin liegen, dass Teilnehmerinnen oder Teilnehmer für andere den Therapeuten spielen. Gruppen ohne solche Regeln verbringen oft viel Zeit damit, wiederholt oder ausschließlich über die Essstörungssymptome zu sprechen und dabei gegenseitige Ratschläge auszutauschen.

Beatrix, 23 Jahre

Für mich ist die Selbsthilfegruppe hier sehr wichtig. Wegen meinem Urlaub konnte ich 3 Wochen nicht hier sein, und ich habe diesen Austausch total vermisst. Mit meinem Freund und dem anderen Pärchen konnte ich einfach über viele Dinge nicht sprechen, weil sie mich nicht verstehen. Schon allein die Situationen beim Essen, ich hätte mich am liebsten verkrümelt. Vor dem Urlaub habe ich so gut wie nicht mehr erbrochen, aber schon in der zweiten Woche waren alle meine guten Vorsätze unterm Tisch. Um möglichst wenig aufzufallen, habe ich so gegessen wie die anderen, neben gesundem Essen eben auch Weißbrot, Süßigkeiten, fetten Käse und Alkohol, all die Dinge, um die ich zu Hause noch einen Bogen mache. Dann hatte ich den Drang, das alles wieder auszukotzen.
Ich war so enttäuscht von mir, weil wir ja vor dem Urlaub in der Gruppe oft drüber gesprochen haben, wie es gehen könnte. Ich habe oft an Euch gedacht, Ihr habt mir einfach ziemlich doll gefehlt. Und dann die Bemerkungen von der Freundin unseres Freundes über das Aussehen von anderen. Die Begutachtung von Oberschenkeln, Bauch und Po – ich habe in der Situation alle weggewünscht, und ich hätte mich am liebsten in Luft aufgelöst. Aber bei diesem Thema hat mein Freund gemerkt, dass ich darunter leide. Als wir später allein waren, haben wir noch mal darüber geredet. Trotzdem: Ich bin total froh, wieder in die Gruppe gehen zu können.“

Angehörigengruppen

Angehörige – vor allem die Eltern, Geschwister oder Partner – sind von einer Essstörung immer mitbetroffen, meistens sehr heftig. Wenn Ihr Kind oder Ihre Partnerin unter einer Essstörung leidet, haben Sie möglicherweise das Gefühl, allein vor einem Berg von Problemen zu stehen. Ihre Mitmenschen reagieren mit Unverständnis. Sie fühlen sich isoliert.

Es gibt jedoch nicht nur Selbsthilfegruppen für Essgestörte, sondern auch Gruppen für deren Angehörige und Freunde. Diese Angehörigengruppen bieten die Möglichkeit, sich mit anderen Eltern, anderen Angehörigen oder Partnern unter Anleitung von Therapeutinnen und Therapeuten oder im Rahmen der Selbsthilfe auszutauschen und hier die eigenen Schwierigkeiten zu bearbeiten.

Wie kann mir eine Angehörigengruppe helfen?

Diese Gruppen können Folgendes bieten:
- Informationen über Essstörungen, deren Ursachen und deren Verlauf,
- Informationen über Behandlungsmöglichkeiten,
- Austausch über eigene Gefühle und Probleme im Umgang mit der Essstörung,
- Austausch über Umgangsmöglichkeiten mit der Essstörung,
- Erkenntnisse über eigene Probleme und deren möglichen Zusammenhang mit der Essstörung,
- Anstöße für die eigene Weiterentwicklung.

Der offene Austausch mit anderen Angehörigen wird oft als entlastend erlebt. Er nimmt Ihnen den Eindruck, mit Ihren Problemen allein dazustehen. Gefühle von Beschämung und Schuld können relativiert und somit erträglicher werden. Die Unterstützung in der Gruppe, der Zusammenhalt und die Erfahrung, anderen wichtige Hinweise und Hilfen geben zu können, stärkt Ihr Selbstwertgefühl.

Oft kann der Umgang mit der essgestörten Person verbessert werden. Zudem können im Spiegel der anderen eigene Beteiligungen an der Entstehung und Aufrechterhaltung der Essstörung als solche erkannt und akzeptiert werden. Auch hieraus können wichtige Veränderungsschritte erfolgen. Zudem können Sie darüber hinaus gehende eigene Lebensprobleme erkennen und angehen. Sie lernen zum Beispiel, auch wieder an sich und Ihre eigene Entwicklung zu denken. Dies wiederum hat oft positive Rückwirkungen auf Ihr essgestörtes Kind oder Ihre Partnerin.

Was können Eltern tun?

Was in einer therapeutisch geleiteten Angehörigengruppe geschieht, soll im folgenden Beispiel geschildert werden: Herr und Frau W. kommen zusammen mit der 15-jährigen Nicole zu einem psychotherapeutischen Erstgespräch. Es ist deutlich spürbar, dass die Initiative hierzu von den Eltern ausgeht. Frau W. berichtet über die Probleme und Nöte von Nicole emotional so dicht, als ob es ihre eigenen wären. Insgesamt ist sie diejenige, die „alles managt", während Herr W. sich eher zurückhält und nur spärlich auf Nachfragen antwortet. Seiner Meinung nach gibt es keine weiteren familiären Probleme außer der Essstörung von Nicole. Im Verlauf des Gesprächs wird jedoch deutlich, dass das Verhältnis zwischen Herrn und Frau W. recht angespannt ist und Nicole sich momentan nicht vorstellen kann, mit ihren Eltern und Geschwistern zu gemeinsamen Familiensitzungen zu kommen.

Die ganze Familie ist betroffen.

Bei Essstörungen handelt es sich nicht nur um ein Problem der Betroffenen. Meistens ist die ganze Familie in Mitleidenschaft gezogen. Die Essstörung eines Familienmitglieds setzt oft die gesamte Familie unter Anspannung. Häufig wird die Frage gestellt: „Wer ist schuld daran?" oder „Was haben wir falsch gemacht?" Die Frage nach den Ursachen stellt sich immer wieder, denn die Mahlzeiten erinnern an die Störung und bieten Anlass zum Streit.

Unerträgliche Anspannung beim gemeinsamen Essen.

Eine typische Situation kann so aussehen: Eine Jugendliche mit Magersucht stochert beim gemeinsamen Essen auf ihrem Teller herum und nimmt sich Minihäppchen im Zeitlupentempo. Die Mutter fordert sie auf, doch endlich mal wieder mehr zu essen. Der Vater schaut ihr ununterbrochen auf den Teller und bittet sie, dem Wunsch der Mutter nachzukommen – auch ihm zuliebe. Die Tochter hält den Druck nicht aus, steht vom Tisch auf und sagt im Hinausgehen: „Ich bin satt, ich kann nicht mehr essen, ihr nervt unglaublich, lasst mich endlich in Ruhe!"

Die Eltern streiten.

Im weiteren Verlauf kommt es zu einem Streitgespräch zwischen den Eltern. Eventuell weist der Vater der Mutter die Schuld dafür zu, dass sie mit ihren Erziehungsmethoden versagt habe. Die Mutter hingegen macht eventuell den Vater dafür verantwortlich, dass er sie gerade damit im Stich gelassen und viel zu wenig Zeit für seine Tochter gehabt habe. So entsteht ein Kreislauf der gegenseitigen Schuldzuweisungen, der jedoch keine Lösung zutage bringt. Im Gegenteil: Schuldzuweisungen führen in der Regel dazu, dass sich zwischen den Eltern Gefühle der Verletzung, Enttäuschung und Verbitterung festsetzen.

Sich Hilfe holen.

Im Umgang mit der kranken Tochter entsteht oft Hilflosigkeit oder Wut darüber, dass sämtliche Bemühungen in den Wind geschlagen und die Veränderungsversuche nicht angenommen werden. Oft melden sich Familien dann, wenn sich die Symptomatik des Kindes so verschlechtert und sich der Druck auf die Eltern so verstärkt, dass kein Ausweg mehr gesehen wird.

Auch Familie W. sucht Hilfe, als die Situation zu Hause eskaliert. Nicole hat immer weiter abgenommen und sich nicht an den Ratschlägen der Eltern orientiert. Im gemeinsamen Gespräch zeigt sich, dass für alle ein dringender Handlungsbedarf gegeben ist. Frau und Herr W. weisen den Gedanken, dass sie an sich selbst auch etwas ändern müssen, zunächst heftig von sich. Schließlich können sie aber akzeptieren, dass die Essstörung nicht ausschließlich Nicoles Problem ist, sondern dass sie selbst auch etwas damit zu tun haben könnten.

In einer Psychotherapie oder in einer Angehörigengruppe geht es nie darum, die Schuldfrage zu stellen oder jemandem die Schuld zuzuweisen. Es geht nur darum, gemeinsam die Bedingungen herauszufinden, die zu der Essstörung geführt haben und die zum Fortbestehen beitragen. Und es geht darum, einen anderen Umgang mit der Essstörung und miteinander zu finden.

Angst vor Veränderungen.

Trotz vorhandener Skepsis lassen sich Frau und Herr W. auf den Besuch einer Angehörigengruppe ein. Nicole beginnt parallel dazu eine Einzeltherapie. Beides findet bei unterschiedlichen Therapeutinnen statt.

In dem Beispiel wird deutlich, dass Eltern, die in der Regel ihr Bestes für ihre Kinder wollen und von der Richtigkeit ihrer Erziehung überzeugt sind, oft damit ringen, die Krankheit ihres Kindes zu verstehen und auch mit sich selbst in Verbindung zu bringen.

Eine Angehörigengruppe kann für Eltern ein guter Einstieg sein, ihr Augenmerk wieder mehr auf sich selbst zu richten, den eigenen Bedürfnissen mehr Raum zu geben und ihrer Paarbeziehung mehr Aufmerksamkeit zu schenken.

Was passiert in einer Angehörigengruppe?

Nachdem Frau und Herr W. für ein halbes Jahr in einer angeleiteten Angehörigengruppe sind, berichten sie Folgendes:

Frau W.: „Mir ist klar geworden, dass hinter dem Essen auch noch andere Probleme liegen und dass wir nicht ständig über Essen, Nichtessen und Gewicht reden müssen. Langsam habe ich gelernt, mich nicht mehr dafür und für vieles andere völlig verantwortlich zu fühlen und mehr Eigenverantwortung meiner Tochter und auch meinem Mann zu überlassen. Ich habe begriffen, dass ich nicht ausschließlich für meine Familie da sein muss, sondern auch wieder mehr meine eigenen Interessen sehen kann. Allerdings ist das für mich sehr ungewohnt, weil ich meine Kinder früh bekommen habe und dann ausschließlich für die Familie da war. Die Gruppe hat mir in vielem die Augen geöffnet. Mir war vorher nicht klar, dass ich oft die Vermittlerin zwischen meinem Mann und Nicole war. Er hat nicht sie gefragt, wie es ihr geht, sondern immer mich. Und umgekehrt habe ich Wünsche, die Nicole an uns beide hatte, an ihn weitergegeben. Heute sage ich meinem Mann in einer solchen Situation: ‚Frag Nicole selbst', und umgekehrt sage ich das auch zu ihr. Gelernt habe ich auch, dass mein eigenes Wohlergehen nicht unbedingt von Nicoles Laune abhängt. Trotzdem fällt es mir unheimlich schwer, meinen Interessen nachzugehen, wenn es ihr schlecht geht. Ich leide dann immer noch sehr mit, zu sehr sicherlich, aber ich halte mich zurück.

Am meisten hat mich verblüfft, als die Therapeutin uns fragte, wann wir zuletzt als Paar gemeinsam etwas Schönes unternommen haben. Ich konnte mich gar nicht mehr genau an den Zeitpunkt erinnern. Mein Mann und ich haben jetzt mehrere Dinge für uns unternommen. Am Anfang fand ich das richtig befremdlich. Inzwischen können wir auch besser miteinander reden und haben nicht nur die Kinder zum Thema. Mir war gar nicht bewusst, dass man sich, obwohl wir uns schon so lange kennen, wieder annähern muss."

Herr W. fährt fort: „Für mich war am schwierigsten überhaupt einzusehen, dass es sich bei einer Essstörung um eine Krankheit handelt und nicht nur um einen Schlankheitstick von Nicole. Ich konnte nicht nachvollziehen, dass bei der ärztlichen Untersuchung alle Blutwerte in Ordnung waren und meine Tochter trotzdem krank sein sollte. Ich habe das ziemlich lange von mir gewiesen, wollte mich diesem Thema überhaupt nicht stellen. Aber damals hatte ich sowieso das Gefühl, zu Hause überflüssig zu sein.

Meine Frau hatte den Haushalt und alles, was dazugehört, unter ihrer Regie. Na ja, und meine Töchter haben sich auch immer mehr zurückgezogen. Eigentlich kann man sagen, dass ich derjenige war, der eher für das Sachliche zuständig war und meine Frau und die Töchter für die Gefühle. Ich habe mich eher als Außenseiter gefühlt. Was ich gemacht habe, hat sowieso keiner gesehen. Das war mir vorher aber überhaupt nicht klar. Erst in der Gruppe, als wir über diese Themen geredet haben, ist mir das bewusst geworden.

Gut gefallen hat mir auch einmal die Trennung in Väter- und Müttergruppen. Erst habe ich gedacht: ‚Was für ein Blödsinn'. Dann fand ich den Austausch richtig gut. Wir haben festgestellt, dass wir als Väter oft gar nicht wussten, was wir mit unseren pubertierenden Töchtern machen sollen. Ich habe jetzt einmal mit meiner Tochter einen Bummel in einer größeren Stadt gemacht und mich auf einem Spaziergang länger mit ihr unterhalten. Dabei habe ich gemerkt, wie ungewohnt das für mich war. Inzwischen sehe ich es aber so, dass wir gemeinsam die Chance genutzt haben, wieder besser und zufriedener miteinander umzugehen. Wir reden jetzt nicht mehr übereinander, sondern miteinander; und das tut gut."

Wie Sie eine Essstörung bei Ihrem Kind erkennen

Um sich möglichst frühzeitig professionelle Hilfe holen zu können, muss man zunächst erkennen, dass das eigene Kind eine Essstörung entwickelt. Die folgende Checkliste (Teachman et al. 2003) hilft Ihnen, zu beurteilen, ob sich das Essverhalten Ihres Kindes im Normalbereich befindet oder ob Grund zur Besorgnis besteht.

Checkliste für Eltern – Warnzeichen für eine Essstörung Teil 1

Mögliche Zeichen

Die folgende Liste enthält Verhaltensweisen, Gedanken und Gefühle, die darauf hindeuten, dass das Essverhalten Ihres Kindes gestört sein könnte. Wenn Sie mehrere dieser Anzeichen beobachten, sollten Sie abklären, ob sich bei Ihrem Kind möglicherweise eine Essstörung entwickelt. Das können Sie z. B. bei einer Beratungsstelle tun.

Mein Kind ...

- ☐ lässt Mahlzeiten aus
- ☐ nimmt nur sehr kleine Portionen
- ☐ vermeidet es, gemeinsam mit anderen zu essen, oder isst heimlich
- ☐ entwickelt Essrituale (z. B. jeden Bissen soundso viele Male zu kauen)
- ☐ stellt für das Essen strenge Regeln auf (z. B. zu welcher Uhrzeit nicht mehr gegessen werden darf)
- ☐ kaut das Essen, aber spuckt es aus, statt zu schlucken
- ☐ kauft gerne ein und kocht gern, aber isst nicht mit
- ☐ hat oft Ausreden, um nichts zu essen (z. B. keinen Hunger, hat schon gegessen, fühlt sich krank)
- ☐ prahlt damit, sich nur gesund zu ernähren
- ☐ ernährt sich vegetarisch, ohne die nötigen Fette und Öle zu sich zu nehmen
- ☐ isst bevorzugt fettreduzierte Speisen
- ☐ isst bevorzugt kalorienarme Speisen
- ☐ liest sich die Deklaration der Inhaltsstoffe von Nahrungsmitteln immer genau durch
- ☐ trinkt immer Diätgetränke oder kaut Kaugummi
- ☐ schiebt das Essen auf dem Teller hin und her, damit es so aussieht, als ob es isst
- ☐ findet fetthaltige Speisen eklig, die es früher gerne mochte
- ☐ teilt Essen in „gut“ oder „sicher“ und „schlecht“ oder „gefährlich“ ein
- ☐ hat irrationale Vorstellung über Essen (z. B. „Wenn ich dünn bin, werde ich glücklich sein“, „Wenn ich nach 20.00 Uhr esse, nehme ich doppelt so schnell zu“)
- ☐ eifert mit anderen darum, wer am wenig-

Checkliste für Eltern – Warnzeichen für eine Essstörung Teil 2

sten isst und am dünnsten ist

- ☐ fängt an zu schmollen, wenn jemand mit ihm über Essen redet
- ☐ kauft selbst große Mengen an Essen, vor allem Junk Food
- ☐ nimmt heimlich Essen aus dem Schrank oder Kühlschrank
- ☐ lässt leere Verpackungen von Nahrungsmitteln herumliegen
- ☐ ist sehr darum bemüht, seine Figur oder sein Gewicht zu ändern
- ☐ trägt schlabberige Kleidung oder mehrer Schichten, um die Figur oder ungeliebte Körperteile zu verbergen
- ☐ will unbedingt eine bestimmte Kleidergröße behalten
- ☐ verbringt viel Zeit damit, sich im Spiegel zu betrachten
- ☐ treibt Sport um abzunehmen und nicht, weil es gesund ist.

Ernste Warnzeichen

Die folgenden Anzeichen bedeuten, dass das Essverhalten oder das Körperbild Ihres Kindes gestört und seine Gesundheit damit ernsthaft gefährdet ist. Wenn von diesen Verhaltensweisen, Gedanken oder Gefühlen etwas auf Ihr Kind zutrifft, sollten Sie sich an eine Beratungsstelle für Essstörungen, einen Psychotherapeuten oder Ihren Arzt wenden und Ihr Kind bitten, sich untersuchen zu lassen. Ob Ihr Kind tatsächlich unter einer Essstörung leidet, kann nur ein Fachmann sicher diagnostizieren. Je früher die richtige Diagnose gestellt wird, desto besser sind die Heilungschancen.

Mein Kind ...

- ☐ überisst sich (d.h. es isst ungewöhnlich große Mengen auf einmal, so genanntes Binge Eating)
- ☐ nimmt stark ab (mehr als 5 % seines Normalgewichts, ohne krank zu sein)
- ☐ ist gedanklich so mit Essen und seinem Gewicht beschäftigt, dass es sich auf nichts anderes mehr konzentrieren kann
- ☐ hat angeblich nie Hunger, auch wenn es lange nichts mehr gegessen hat
- ☐ isst bei Stress oder negativen Gefühlen große Mengen (Binge Eating) und vermeidet, über Gefühle zu sprechen
- ☐ verschwindet direkt nach dem Essen im Badezimmer und erbricht (erkennbar an der verschmutzten Toilette oder dem Geruch; oft werden die Geräusche durch das Laufenlassen von Wasser oder Anschalten eines Föns überdeckt; exzessiver Gebrauch von Mundwasser)
- ☐ kauft Abführmittel, Diätpillen, Entwässerungsmittel oder „natürliche Mittel“ zum Abnehmen
- ☐ zeigt körperliche Veränderungen, die auf häufiges Erbrechen hindeuten, wie Schwielen auf den Handrücken, geschwollene Wangen, Verfärbungen der Zähne
- ☐ hat panische Angst davor, zuzunehmen oder fett zu werden

Checkliste für Eltern – Warnzeichen für eine Essstörung Teil 3

- ☐ ist davon überzeugt, dass man sich nur dünn gut fühlen kann
- ☐ treibt direkt nach dem Essen Sport, um nicht zuzunehmen
- ☐ treibt täglich mehr als eine Stunde Sport zusätzlich zum Training in der Schule oder in Vereinen
- ☐ trinkt spezielle Sport-Drinks, nimmt aber nicht so viele Kalorien zu sich, wie es durch das ständige Training verbraucht
- ☐ will nicht auf den täglichen Sport verzichten und trainiert auch bei schlechtem Wetter, wenn es krank, verletzt oder übermüdet ist

Meine Tochter hat Bulimie

Eine Mutter berichtet: „Vera hat eigentlich immer gut gegessen. Sie konnte auch was wegstecken. Als sie schon mit 10 Jahren in die Pubertät kam, habe ich mir doch Sorgen gemacht, wie sie das verkraftet. Die anderen aus ihrer Klasse waren noch nicht so weit. Vera hat auch nicht drüber geredet. Ich glaube, sie hat sich geschämt, auch als sie mitkriegte, dass ich das mit meiner Freundin am Telefon besprochen habe. Ich habe auch ein paar Diäten gemacht und achte schon auf meine Figur, mein Mann und mein Sohn auch.
Vielleicht hat es Vera auch gekränkt, dass ich ein paar Mal so Bemerkungen gemacht habe. Ich hab sie mit meiner übergewichtigen Schwägerin verglichen. Ich habe sie gewarnt, sie soll bloß nicht so werden. Na ja, jedenfalls hat Vera dann mit 13 oder 14 die Süßigkeiten weggelassen und ist regelmäßig gejoggt. Wir haben uns auch im Fitness-Studio angemeldet. Sie war tatsächlich etwas pummelig. Ich fand es zuerst gut, dass sie so konsequent war. Wir haben sie sehr gelobt, auch mal engere Kleidung gekauft, so zur Belohnung.
Dann wurde sie zu dünn. Im Italienurlaub haben wir sie dann doch gedrängt, mehr zu essen. Sie hat zuerst gemeckert, dann aber doch mitgegessen, nahm in den nächsten Monaten auch etwas zu, bis zu einer Superfigur, würde ich sagen. Dann kam uns das irgendwie komisch vor. Nachts ging oft die Toilettenspülung. Das fiel mir als erstes auf, dann, dass die Kühlschranktür oft klappte, dass Vera abends in die Küche ging, wenn wir schon fertig waren. Dann fehlten in der Tiefkühlbox im Kühlschrank Eispackungen, Pizzas und auch die Lasagne. Mein Sohn sagte, dass jemand seine Schokolade aus dem Zimmer genommen hätte. Ich konnte mir das gar nicht vorstellen. Ich dachte, er hätte

sie verlegt. Aber so was verlegt man ja eigentlich nicht, jedenfalls nicht mein Sohn.
Dann sagte mein Sohn, dass es im Bad immer so säuerlich riecht. Meine Tochter und mein Sohn haben ein eigenes Bad. Irgendwie hatte ich schon das Gefühl, dass bei Vera etwas nicht in Ordnung ist. Mein Mann sagte, wir sollten doch abwarten. Er ist sowieso ziemlich überlastet und kann sich um die Familiensachen nicht so kümmern. Ich war dann doch zu unruhig und habe nächtelang nicht geschlafen. Man liest ja einiges und sieht es im Fernsehen. In unserer Nachbarschaft war jemand, die wegen Magersucht sogar zwangsernährt werden musste."

Die Bulimie ist unübersehbar. „Ich habe Vera dann gefragt, ob sie Fressanfälle hat und erbricht. Sie sagte nein. Ich habe ihr das nicht geglaubt. Ich sagte dann schließlich, ich würde doch mal zu so einer Beratungsstelle für Essstörungen gehen und mich erkundigen, wie man sich verhalten soll. Dann rief auch noch die Lehrerin aus dem Bio-Kurs an. Sie hätte auf der Klassenfahrt den Eindruck gehabt, dass mit Vera etwas nicht stimmt. Mitschülerinnen hätten ihr gesagt, dass Vera erbricht. Ich ging dann zur Beratungsstelle. Am Abend habe ich Vera noch mal gefragt. Sie hat dann sehr geweint, war ganz verzweifelt. Jedenfalls war es jetzt raus, und wir sind dann gemeinsam zur Beratung gegangen. Vera macht nun eine Einzeltherapie. Wir haben auch gemeinsame Familiengespräche. Das ist nicht immer angenehm, aber die wichtigen Dinge kommen doch auf den Tisch und werden hoffentlich allmählich geklärt."

Haben Sie Geduld

Als Betroffene oder als Angehörige ist Ihnen wahrscheinlich aufgefallen, dass der Weg aus einer Essstörung nicht immer gleich aussehen muss. Es gibt unterschiedliche Wege, die nicht immer gerade und eindeutig verlaufen. Manchmal geht es dabei nicht nur vorwärts, sondern auch einmal wieder ein Stück zurück. Deshalb ist eine wichtige Voraussetzung – wenn nicht sogar die wichtigste –, ausreichend Geduld aufzubringen – sowohl als Betroffene, als auch als Angehörige. Aber: Es lohnt sich in jedem Fall, den Weg aus der Essstörung herauszugehen. Und wir hoffen, dass dieses Buch Ihnen dazu Anregungen und Hilfestellungen gegeben hat und Sie vielleicht ein Stück Ihres Weges begleitet.

Weiterführende und zitierte Literatur

Kuni Becker
Die perfekte Frau und ihr Geheimnis
Rowohlt Verlag, Reinbek, 1994

Hilde Bruch
Der goldene Käfig. Das Rätsel der Magersucht.
Fischer Verlag, Frankfurt/Main, 17. Aufl. 2002

Vincent Felitti
Belastungen in der Kindheit und Gesundheit im Erwachsenenalter: die Verwandlung von Gold in Blei
Zeitschrift für Psychosomatische Medizin und Psychotherapie, 48, 2002, S. 359-369

Monika Gerlinghoff, Herbert Backmund
Wege aus der Essstörung
TRIAS Verlag in MVS Medizinverlage Stuttgart, 3. Aufl. 1999

Wolfgang Herzog, Dietrich Munz, Horst Kächele
Essstörungen, Therapieführer und psychodynamische Behandlungskonzepte
Schattauer Verlag, Stuttgart 2004

Maja Langsdorff
Die heimliche Sucht, unheimlich zu essen
Fischer Verlag, Frankfurt/Main, 2002

Volker Pudel, Joachim Westenhöfer
Ernährungspsychologie. Eine Einführung
Hogrefe Verlag, Göttingen, 1998

Günter Reich, Manfred Cierpka
Psychotherapie der Essstörungen
Thieme Verlag, Stuttgart, 2001

Günter Reich
Familientherapie der Essstörungen.
Hogrefe Verlag, Göttingen, 2003

Bethany A. Teachman, Marlene B. Schwartz, Bonnie S. Gordic, Brenda S. Coyle
Helping your child overcome an eating disorder. What you can do at home
New Harbinger Publications, Inc., Oakland, 2003

Ulrich Schweiger, Achim Peters, Valerija Sipos
Essstörungen
Thieme Verlag, Stuttgart 2003

Bärbel Wardetzki
„Iss doch endlich mal normal!“ Hilfen für Angehörige von essgestörten Mädchen und Frauen.
Kösel Verlag, München, 1996

Adressen

Bei folgenden Facheinrichtungen für Essstörungen erhalten Sie Hilfe:

Dick & Dünn e.V.
Beratungszentrum bei Essstörungen
Innsbrucker Str. 25
10825 Berlin
Tel.: 030/8544994
Fax: 030/8548442
E-Mail:
dick-und-duenn@freenet.de
Internet:
www.dick-und-duenn-berlin.de

Hamburger Zentrum für Essstörungen e.V.
Bundesstr. 14
20146 Hamburg
Tel.: 040/4505121
Fax: 040/4505122
oder auch:
Beate Kube
Xaver-Prestel-Str. 12
87474 Buchenberg
Tel.: 08378/7786
Beate.Kube@web.de

Praxisgemeinschaft für Psychotherapie Schwerpunkt Essstörungen
Durchschnitt 27
20146 Hamburg
Tel.: 040/41350501
Fax: 040/41354920

Die Brücke
Essstörungstherapie
Neue Grosse Bergstr. 20
22767 Hamburg
Tel.: 040/4504483
Fax: 040/38613036
E-Mail: info@essstoerungs-therapie.de
Internet: www.essstoerungs-therapie.de

Die Boje
Fuhlsbüttler Str. 135
22305 Hamburg
Tel.: 040/7314949
Fax: 040/7314948
E-Mail: beratung@dieboje.de
Internet: www.dieboje.de

Waage e.V.
Kontakt, Information und Beratung für Frauen mit Essstörungen
Eimsbüttler Str. 53
22769 Hamburg
Tel.: 040/4914941
E-Mail: waage.hh@freenet.de
Internet: www.waage-hh.de

Frauenberatungsstelle Frauentreff Eß-o-Eß
Kurt-Schumacher-Platz 5
24109 Kiel
Tel.: 0431/524241
Fax: 0431/526907
E-Mail: mail@frauentreff-essoess.de
Internet: www.frauentreff-essoess.de

Fachpraxis für Ess-Störungen
Bettina Koch
Marktstraße 35
33602 Bielefeld
Tel.: 0521/178625
Internet: www.essstoerungen-bielefeld.de

Ambulanz für Familientherapie und für Essstörungen
Humboldtallee 38
37073 Göttingen
Tel: 0551/395501
Fax: 0551/395497
E-Mail: essstoerung@gwdg.de

Kabera e.V.
Beratung und Behandlung bei Essstörungen
Goethestr. 31
34119 Kassel
Tel.: 0561/7013310
Fax: 0561/7013322
E-Mail: kabera@t-online.de
Internet: www.kabera.de

Balance
Beratung und Therapie bei EssStörungen e.V.
Waldschmidtstr. 11
60316 Frankfurt/Main
Tel.: 069/49086330
Fax: 069/49086331
E-Mail: baless@t-online.de
Internet: www.Balance-bei-Ess-Stoerungen-Frankfurt.de

Frankfurter Zentrum für Essstörungen gGmbH
Hansaallee 18
60322 Frankfurt/Main
Tel.: 069/550176
Fax: 069/5961723
E-Mail: info@essstoerungen-frankfurt.de
Internet: www.essstoerungen-frankfurt.de oder www.Ess-Frust.de

Forum für Ess-Störungen
Psychotherapeutische Praxis mit mehrdimensionalem Behandlungskonzept
König-Adolf-Str. 9a
65191 Wiesbaden
Tel.: 0611/599200
Fax: 0611/5895858
E-Mail: forum.essstoerungen@t-online.de
Internet: www.forum-ess-stoerungen.de

ABAS
Anlaufstelle bei Essstörungen
Lerchenallee 79
70176 Stuttgart
Tel.: 0711/120069 90
Fax: 0711/12006991
E-Mail: info@abas-stuttgart.de
Internet:
www.abas-stuttgart.de

Frauen-Sucht-Beratungsstelle LAGAYA
Hohenstaufenstraße 17b
70178 Stuttgart
Tel.: 0711/6405490
E-Mail: kontakt@lagaya.de
Internet: www.lagaya.de

MädchenGesundheitsladen
Lerchenstraße 54
70176 Stuttgart
Tel.: 0711/2239982
E-Mail: Maedchengesundheitsladen@t-online.de

FrauenZimmer e.V.
Schwarzwaldstraße 107
79117 Freiburg
Tel.: 0761/32211
Fax: 0761/2923033

Frauen- und Mädchengesundheitszentrum e.V.
Erbprinzenstraße 14
79098 Freiburg
Tel.: 0761/2021590

Cinderella e.V.
Beratungsstelle für Essstörungen
Aktionskreis Ess- und Magersucht
Westendstr. 35
80339 München
Tel.: 089/5021212
Fax: 089/5022575
E-Mail:
cinderellaberat@aol.com
Internet: www.cinderella-rat-bei-essstoerungen.de

ANAD-pathways
Seitzstr. 8
80538 München
Tel.: 089/2423996-0
Fax: 089/2423996-6
E-Mail: beratung@anad-pathways.de
Internet: www.anad.de

ANAD e.V.-pathways
Wohngruppen
Pilotystraße 6
80538 München
Tel.: 089/219973-0
Fax: 089/219973-23

Therapie-Centrum für Ess-Störungen München
Schleissheimer Str. 267
80809 München
Tel.: 089/356249-0
oder 089/356249-18
E-Mail: info@t-c-e.de

Auswahl an Kliniken mit speziellen Essstörungsstationen:

Klinik Schwedenstein
Obersteinaer Weg
01896 Pulsnitz
Tel.: 035955/470

Kitzberg Klinik
Erlenbachweg 24
97980 Bad Mergentheim
Tel.: 07931/53160

Seeparkklinik
Sebastian Kneipp Str. 1
29389 Bad Bodenteich
Tel.: 05824/210

Klinik am Korso
Ostkorso 4
32545 Bad Oeynhausen
Tel.: 05731/1810

Paracelsius Wittekind Klinik
Am Mahnmal 5
49152 Bad Essen
Tel.: 05472/935-01

Klinik Roseneck
Am Roseneck 6
83209 Prien
Tel.: 08051/680

Benötigen Sie in Ihrer Wohnortnähe weitere Adressen ambulanter Facheinrichtungen oder Kliniken, können Sie sich an folgende Adressen wenden:

Bundesfachverband Essstörungen (BFE e.V.)
Goethestraße 31
34119 Kassel
Tel,: 0561/713493
Fax: 0561-7013322
E-Mail: BFE-Essstoerungen@gmx.de
Internet: www.bundesfachverbandessstoerungen.de

Aktion Mut gegen Essstörungen:
Internet: www.aktion-mut.de

Bundeszentrale für gesundheitliche Aufklärung:
Internet: www.bzga.de

Uni Leipzig-Essstörungen
Internet: www.uni-leipzig.de
oder: www.ab-server.de

Sachverzeichnis

UNSER LESER-SERVICE FÜR SIE

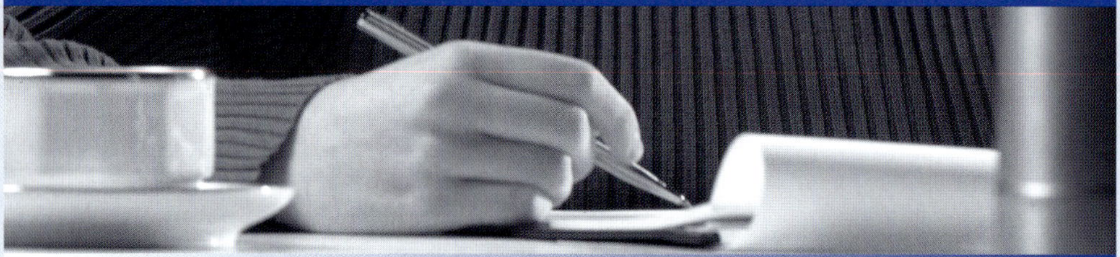

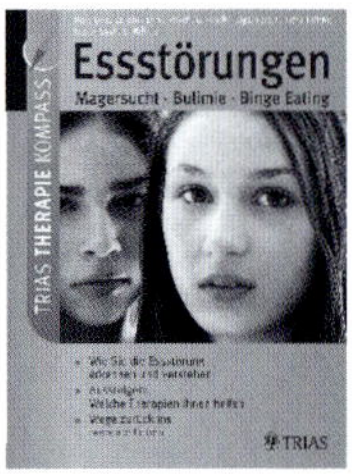

Liebe Leserin, lieber Leser,

wir freuen uns, dass wir Ihnen mit diesem Buch weiterhelfen konnten. Fragen zum Inhalt dieses Buches leiten wir gern an die Autorin oder den Autor weiter.

Auch Anregungen und Fragen zu unserem Programm wie auch Ihre Kritik sind uns herzlich willkommen!

Denn: **Ihre Meinung zählt.**
Deshalb zögern Sie nicht – schreiben Sie uns!

Ihre

Sibylle Duelli

- Adresse: Lektorat TRIAS Verlag
Postfach 30 05 04
70445 Stuttgart
- E-Mail Leserservice: heike.bacher@medizinverlage.de
- Fax: 0711-8931-748